改變歷史

A History of Medicine in 50 Objects

50 種 醫藥

國家圖書館出版品預行編目（CIP）資料

改變歷史的50種醫藥／吉爾.保羅（Gill Paul）著；
崔宏立譯. - 初版. - 臺北市：積木文化出版：家庭傳
媒城邦分公司發行, 2018.10
　　面；　公分
譯自：A history of medicine in 50 objects
ISBN 978-986-459-134-3（平裝）

1.醫學史 2.通俗作品

410.9   107006418

VX0056
改變歷史的50種醫藥

原 著 書 名／A History of Medicine in 50 objects
作　　　者／吉爾‧保羅（Gill Paul）
譯　　　者／崔宏立

總　編　輯／王秀婷
主　　　編／廖怡茜
版　　　權／向艷宇、張成慧
行 銷 業 務／黃明雪

發　行　人／凃玉雲
出　　　版／積木文化
　　　　　　104台北市民生東路二段141號5樓
　　　　　　官方部落格：http://cubepress.com.tw/
　　　　　　電話：(02) 2500-7696　　傳真：(02) 2500-1953
　　　　　　讀者服務信箱：service_cube@hmg.com.tw
發　　　行／英屬蓋曼群島商家庭傳媒股份有限公司城邦分公司
　　　　　　台北市民生東路二段141號11樓
　　　　　　讀者服務專線：(02)25007718-9
　　　　　　24小時傳真專線：(02)25001990-1
　　　　　　服務時間：週一至週五上午09:30-12:00、下午13:30-17:00
　　　　　　郵撥：19863813　戶名：書虫股份有限公司
　　　　　　網站：城邦讀書花園　網址：www.cite.com.tw
香港發行所／城邦（香港）出版集團有限公司
　　　　　　香港灣仔駱克道193號東超商業中心1樓
　　　　　　電話：852-25086231　　傳真：852-25789337
　　　　　　電子信箱：hkcite@biznetvigator.com
馬新發行所／城邦（馬新）出版集團
　　　　　　Cite (M) Sdn Bhd
　　　　　　41, Jalan Radin Anum, Bandar Baru Sri Petaling,
　　　　　　57000 Kuala Lumpur, Malaysia.
　　　　　　電話：603-90578822　　傳真：603-90576622
　　　　　　電子信箱：cite@cite.com.my

內 頁 排 版／劉靜薏

Published by Firefly Books Ltd. 2016
Copyright © 2016 Quid Publishing
Text translated into Traditional Chinese © 2018 Cube Press, a division of Cite
Publishing Ltd., Taipei
All rights reserved

2018年10月1日　初版一刷
售　價／NT$480
ISBN　978-986-459-134-3
有著作權‧侵害必究

混合產品
源自負責任的
森林資源的紙張
FSC® C101537

改變歷史的

A History of Medicine in 50 Objects

50種醫藥

吉爾・保羅　著

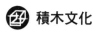

積木文化

目錄

哈維的血液循環圖 72頁

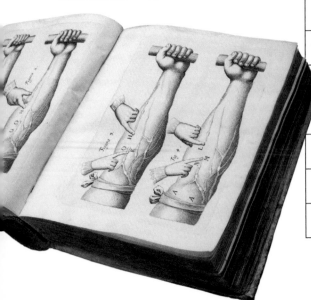

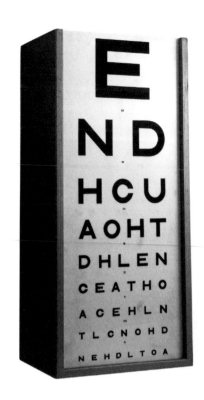

史耐倫視力檢查表　120頁

前言 Introduction

醫療史如此扣人心弦，講的是自古以來無數醫生、科學家認出人類健康的危害，並下定決心要尋求解決之道。大多數新發現是奠基於前人的努力之上才能出現（所謂「站在巨人肩膀上」），哈維（William Harvey）說明血液循環正是一例。另有些人一腳跨入未知領域，比如像是雷文霍克（Antonie van Leeuwenhoek），藉由他特製的放大透鏡細查一滴水，結果發現了很多細小物體，命名為「微動物」。好多這類的先驅一開始都沒人相信或是備受訕笑，但好在他們都擁有順著直覺勇往直前的毅力，堅持幾十年琢磨同一個問題而不氣餒。

這本書的故事是從好幾千年前開始，那時早期的人類還以為疾病是由惡靈所致。書中一窺埃及和波斯哈里發王朝、在印度、中國、古希臘及羅馬的知識發展，並描述蓋倫關於四種「體液」的教導，其影響力如何阻礙醫藥進展長達好幾世紀。14至17世紀這段期間，大規模的瘟疫席捲全世界，醫生們束手無策而醫療專業權威盡失，可是一旦17世紀開始將科學方法應用到研究，情勢又為之扭轉。

之前病患所受的治療有些真是野蠻，而且幾乎一定會導致痛苦而死；大多數只不過沒什麼功效罷了。一直要到18世紀，像是瘧疾和天花之類致命疾病的治療才有實際演進。19世紀的關鍵發展是麻醉劑與殺菌劑的發明，使得外科手術更為安全，

產鉗是在17世紀由錢伯倫（Chamberlens）發明的，有助於減低生產時的死亡率。

希波克拉底（Hippocrates），這位古希臘醫生在他有名的誓詞裡提出醫生對於病患的責任（參見對頁）。

對醫學的愛，也就包含對人類的愛。
——希波克拉底，公元前五世紀

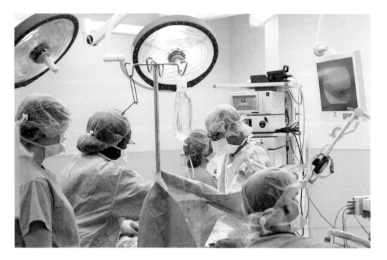

現代手術房已經完全不像以往那種未經滅菌處理的階梯教室或圓形劇場，學生還有其他觀眾共聚一堂觀賞外科醫師進行手術。

而「瘴癘」論（認為是「沼氣」害人生病）漸漸被放棄，轉而接受更先進的細菌論。

20世紀，原本被認為是死刑宣判的疾病一項又一項變得可以治癒，這都要歸功於「仙丹」盤尼西林或是世界衛生組織（WHO）的全球預防接種方案。20世紀、21世紀交接之際，醫學的面貌年年有變，令人振奮的發展接二連三，尤其是在顯微手術、幹細胞研究以及奈米科技這幾個領域——可是仍有某些疾病，例如像是愛滋病（HIV/AIDS），仍頑強地難以治癒，而且越來越多的抗生素抗藥性（antibiotic resistance）威脅到新致命病菌的擴散。

挑選50件關鍵物品展示整個醫療史，無可避免會有不連貫之處，但這種做法概略呈現出思考脈絡，並且傳達了整個主體架構。這是個了不起的故事，成千上萬走在時代前端的男男女女以他們的聰明創新能力犧牲個人性命，換取一個更健康的世界。

余謹在醫神阿波羅、阿斯克勒庇俄斯、健康女神以及諸天神之前立誓，願以全部能力和判斷力遵守此誓言：對待業師像對待自己的父母一樣，與其一起生活，他若需錢，與他共享，視他的子嗣如我的兄弟，如果他們需要，我願完全義務教導他們醫術。對於本人的兒女、老師的兒女以及依醫師規律立誓與契約的徒弟，我將盡力傳授醫師的知識、箴言和信條，但不傳授給其他人。

——希波克拉底誓詞（Hippocratic Oath），約公元前400年

新石器時代打洞的頭顱
Neolithic Trepanned Skulls

地點：全球各地

時間：公元前10,000～2,000年

領域：外科、精神醫學

考古學家所發現的新石器時代頭顱當中，有百分之5到10被鑽了不只一個洞，這種做法也就是後來所謂的穿頭術（trepanation）。被打洞的頭骨散見於南美洲、北美洲、亞洲、歐洲、紐西蘭和南海諸島等地，是留有證據的最早外科手術。為什麼要這麼做，原因似乎不只一種。這些頭顱當中，有的帶有外傷，因此實施穿頭術可能是要移去碎裂的骨片。另有一些例子，是要用來放出被認為會造成頭疼或瘋狂的惡靈，而且這個做法也可能是想要試著讓人死而復生的手段。

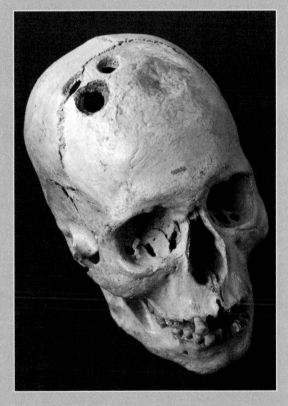

鑽開頭疼的位置能有什麼值得期待的，我實在是看不出來。
——威利斯（THOMAS WILLIS），
《倫敦醫學報》（*The London Practice of Physick*），1685

新石器時代的世界觀

最早期的人類是四處遊走的採集獵人，為了找尋食物從一處移往另一處。男性壽命平均為35歲，女性則為30歲，而且兩性都相對較高，牙齒健全。到了公元前8000年，他們開始定居形成聚落，發展出農業型態的生活，種植作物、畜養牛羊，然而我們可以看得出來他們吃的東西並不像遊獵時期那麼多元有變化，而且富含蛋白質，因為這時身高縮短了。他們也開始接觸到更多疾病，從巡迴各處的商人那兒感染而來，然後在聚落裡那種不衛生的環境裡彼此傳來傳去。

我們可以從洞穴繪畫和陶土器皿做出判斷，新石器時代的人類相信神，相信預兆，也相信惡靈以及會帶來好運的護身符。他們認為疾病是惡靈所致，因此薩滿巫師就會對生病的人施行一些驅魔儀式。穿頭術可能是用來治療各種頭部病變，癲癇、偏頭痛到心理疾病不一而足，例如像是憂鬱症和統覺失調。

從頭顱移開的骨片大小，直徑可達2.5至5公分，而且似乎是被保留下來當成降伏惡靈的辟邪物；它們可能被當項鏈配戴。軍事要塞附近發現大量被穿頭術處理過的顱骨，這就表示戰士可能為取得辟邪物而從敵人腦袋上動手。依據古代文獻所引述的傳聞，有些薩滿巫師會鼓吹可把取下的頭骨磨成粉，攪入飲料當中服用，以更強化對抗惡魔的能力。

早期的穿頭術大多是用於成年男性，不過女性和兒童也可以實施。病人在整個過程之中都保持清醒。

早期的穿頭術技法

最早被穿頭的顱骨，年代先於冶金技術傳入，那些洞是用銳利的燧石刀切開，或是燧石刮刀鑿出。約公元前5000至公元前4000年間，會用一種弓型鑽，是用一條皮製帶子把鑽頭綁到木製弓上做成。這些設備在頭殼上造成圓形開孔，而刀子會做出矩形或方形的洞。約公元前4250年發展出銅及其合金，阿茲特克人的穿頭工具就是用青銅和黃金打造。有些古代祕魯的用具是用黑曜岩製成，即火山玻璃。往往打穿的洞會任其開放，不過也有些會用一片葫蘆、貝殼或甚至是金或銀的薄板覆蓋起來。

新石器時代打洞的頭顱

穿頭術成了流行

　　還沒有麻醉術和殺菌劑之前,穿頭術的危險性顯而易見:可能會造成傷處嚴重出血,患者可能會陷入休克,而且還有腦部腫脹、血栓以及傷口感染的風險。然而,看來那些早期的醫者曉得腦殼裡的東西碰不得,足以說明存活率為何這麼高。被打洞的新石器時代顱骨當中,三分之二有癒合痕跡,這就表示術後患者還能存活下來。

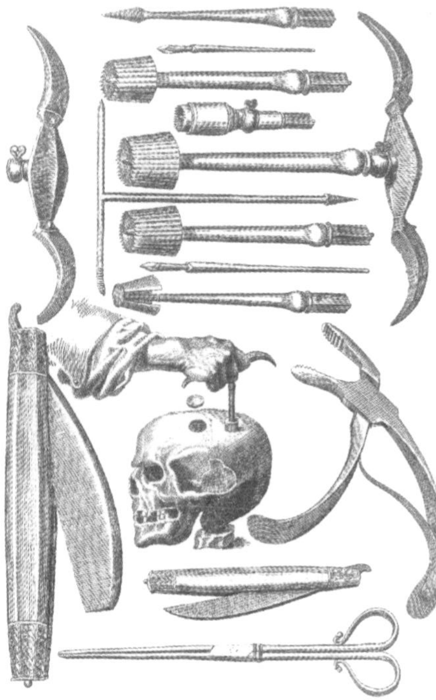

　　穿頭術在古埃及、羅馬帝國、凱爾特各部族之間還有古代中國都相當盛行,中南美洲的馬雅、印加和阿茲特克等文明當中也很常見,某些北非部族也有。希波克拉底(參見26至29頁)就曾經詳細記載,如果腦部受傷要如何進行穿頭術。除了能夠藉此移除碎骨,還可以排出積血,據他認為若放任不處理將會化膿。

　　差不多公元150年的時候,阿瑞蒂亞斯(Aretaeus of Cappadocia)記載使用穿頭術治療癲癇。中世紀的時候,這項手術被認為可以讓頭殼裡的「穢氣」或「瘴氣」排出,所以也建議給狂躁症或憂鬱症的患者採用。荷蘭畫家波許(Hieronymus Bosch)就在畫作《治療瘋人》圖中繪出對一名「傻子」實施穿頭術的狀況,差不多是作於公元十五世紀晚期,然而,畫家是推崇這個作法還是對此愚不可及的舉措提出批評,藝術史學家們尚無定論。有些患者還接受過不止一次的穿頭治療:據文獻記載,奧蘭治的菲利浦親王(Prince Philip of Orange, 1554-

用來進行穿頭術的外科器材,包括:帶有錐狀鑽頭的鑽子,圓形的環鋸(圖示為使用中)用來切出一塊圓形的頭骨,還有各種鉗子用來移除外來物。

> 如果一切手段都無效,最後一招就是在頭顱前方部位開孔,距顱骨縫一段距離,讓瘴氣排出。已有許多藥石罔醫的癲癇病患藉此治癒,而且只要外科醫師經驗豐富,均可安全實施
>
> ——里維埃爾(Lazarus Riverius),《醫科實踐》(*The Practice of Physick*),1655年

1618）就被他的外科醫生動過17次穿頭手術。

　　拿來治療癲癇或發狂，穿頭術沒什麼效果；用來治頭部外傷後的頭痛，例如肯亞的Kissii族，倒是歪打正著。如果是要舒解腦出血或腫脹所造成的顱內壓，可算是有效的治療方式。

現代所用的穿頭術

　　有幾種腦科手術仍是透過頭顱上的開孔實施；如今稱為顱骨切開術（craniotomy）。現代的切割工具，鑲著鑽石，和新石器時代的用具比起來已有長足進步，而且移開的骨頭幾乎都會重新放回。顱骨切開術最常見的現代應用，是拿來監測腦部外傷或中風之後的顱內壓，但是也可以用來讓外科醫生移除腫瘤、拍攝更清晰的神經影像，以及插入刺激器以協助帕金森氏症和癲癇的患者。換句話說，好幾千年前在頭骨上打洞的人，有些也算得上是已經往正確方向努力。

自願穿頭

有位荷蘭的圖書館學家，名叫休斯（Bart Huges），曾在阿姆斯特丹唸過醫學，但沒有畢業。他宣稱以演化觀點來看，自從人類直立行走以來，腦部的血流就降低，而穿頭術可以創造出血液和腦脊髓液之間的最佳平衡狀態，幫助腦部的運作更有效率。他在1964年出版這個理論，而且說到做到，1965年就用一具以腳操作的牙科鑽子在自己腦袋上實施穿頭術。這次手術歷時45分鐘。他到當地醫院照X射線驗證成果的時候，就被人送去精神療養院，然而這並不能阻止另外一些人追隨他的腳步。現在還有好幾個網站宣揚穿頭術的好處，甚至還指導要怎麼進行。不用說，我們可不建議這麼做。

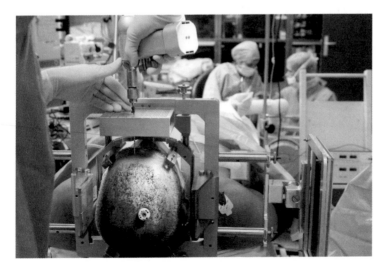

現代的外科醫師，在帕金森氏症患者顱骨上鑽出一個洞，以便刺激腦內深處的某個位置。這個手術有助於減少手部顫抖。

史密斯莎草紙本

The Edwin Smith Papyrus

地點：埃及

時間：公元前3000

領域：神經外科、眼科

1862年，美國的考古學家史密斯（Edwin Smith）跟埃及路克索（Luxor）的一位古董商買到一卷莎草紙文稿。這份卷軸長達4.5公尺，是由古埃及的祭司們用象形文字寫成的，史密斯本人沒有能力解讀。1920年代總算有了翻譯成果，原來這是一部相當有說服力的文件，載有治療48種不同疾病的醫療及外科手術程序。據專家研判，它是出自大約活在公元前1600年的抄書員筆下，而原件可溯及公元前2500至3000年。這就成了已知最古老的外科文獻。然而，令人驚訝地是其中有些知識要比二千多年之後活在希臘時代的希波克拉底還要先進；時至今日，抄本裡有少數幾個手術程序還有人在做呢。

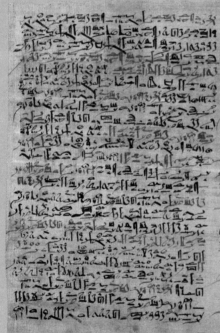

第一位醫師

　　定居在尼羅河谷地裡的人，相信洪水、瘟疫和惡運都是惡靈所致，有一大堆複雜的儀式和符咒要獻給神祇，用以驅除此等惡靈。從大約公元前3000年開始，他們發展出象形文字，各種事情都用長篇的手抄本留下紀錄。約公元前2700年，建了第一座金字塔做為法老王的墓，木乃伊也是從同一時期開始製做，以確保能夠安抵另一個世界。

　　公元前27世紀，有一位了不起的人物，名叫印和闐（Imhotep）。他是法老王左塞爾（Djoser）的首相，也是皇家建築師暨工程師，曾主持設計薩卡拉（Saqqara）第一座階梯式金字塔。他是大祭司，也是出名的醫師，還有些人認為他就是史密斯莎草紙本的原作者，對診斷及治療採取理性論證的方法。印和闐的諸多才華備受推崇，死後被尊奉為神祇，非皇室出身的只有他一人獲此尊榮。他絕對是今人所認識的第一位醫師。然而，認為他就是史密斯莎草紙本作者的理論也受質疑，因為其內容多半涉及戰場受到的外傷，但印和闐並非戰地外科醫生。

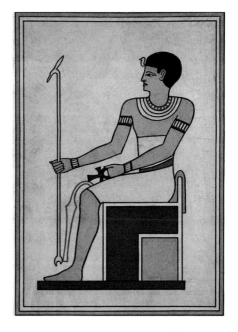

印和闐是平民出身，但力爭上游最後成了法老王左塞爾的副手。據信他是拒斥符咒而偏好運用藥草治療疾病的第一位醫師。

48種病症

　　史密斯莎草紙本所列出的48種病症當中，27項和頭部外傷有關，6項談到脊椎外傷。每一條目都遵循相同文體構成。先是描述所受的傷害，接下來記述檢查傷患時需注意的要點，包括應提出什麼問題，還要觀察皮膚與眼睛的色澤，鼻分泌物以及關節的活動性。然後就是診斷，依其預後分成三大類：「已知如何治療」、「應能處理」或是「無法處理」——換句話說，就是作者曉得已是無力回天。在這之後就會列出處理治療的方法。最後會有一些註解或摘要，似乎是在原件之後幾百年才被添上去的。

> 醫學知識方面，埃及遙遙領先世上其他地方。
>
> ——荷馬（Homer），《奧德賽》（*The Odyssey*），約公元前800年

莎草紙本裡最了不起的是有關腦的描述，展現出來作者對於腦部和脊髓的理解，還曉得哪受傷會造成癱瘓、失禁、失語症和癲癇。這真令人驚訝，因為埃及人認為情感和思考的主宰是位在心臟，覺得腦子沒什麼重要性，所以在製做木乃伊的過程當中會把腦內容物都丟棄。哈維描述血液循環（參見72-75頁）之前四千年，莎草紙本的作家就已經曉得血是在血管裡流動，而心臟位居循環系統中心。第25項病症，他描述了處理下巴脫臼的處理方式，如今依然遵照同樣的程序辦理。第48項病症，則是描述後背或坐骨神經刺痛的檢查程序，要

木乃伊製作

古埃及人認為把死者保存下來是件要緊大事，這樣才能把肉體準備好到來世復活。做木乃伊的第一個步驟是透過鼻孔用個鐵勾把腦子掏出來，然後將心臟和其他器官移除並弄乾。這些臟器經細心包紮儲存在類似骨罈的甕中，收在放置身體的位置附近，然後把心臟放回屍體內，才進行塗油用繃帶包紮起來。這過程讓埃及人對哺乳動物的解剖構造有所認識，而且留下來的木乃伊還使得現代考古學家有機會一窺古埃及人生的病。風濕病頗為普遍，膀胱和腎的結石也一樣，痛風、膽結石以及動脈粥樣樣硬化（脂肪沉澱在動脈內部；參見191頁）。看不出牙齒有動搖或小的蛀孔，表示飲食貧乏，而且目前還未發現木乃伊染上梅毒。

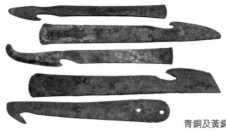

青銅及黃銅製的木乃伊用刀械，約公元前600-200年，是用來移去內臟。

屍體被包裹在細緻的亞麻布裡，每層之間都會放入辟邪物，還有一卷「死者之書」置於兩手之間。

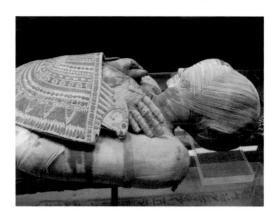

患者把雙腳打直然後舉起再放下；這套方法現在稱為拉賽格驗測（Lasègue's test），是依據19世紀一位法國醫師命名。

　　莎草紙本所記述的種種療法當中，有很多的成功機會相當高。傷口要和生肉綁在一起，會有止血效果（其實呢，是有助於控制出血）。蜂蜜具有抗氧化的效果，可拿來運用；鴉片則是用來減緩疼痛。本書列出的第30項病症，描述到用肉和蜂蜜治療脖子扭傷。有一種用於除去皺紋的乳液包含了尿素，正是很多現代抗皺乳液的成分。

科學，非魔法

　　除了紙卷背面有個條目是說明如何讓老人回復青春，史密斯莎草紙本沒有提到魔法，實在是值得注意。穿頭術一次也沒提到，也沒有講到要如何驅除惡靈。作者偶爾會舉例來闡明他的描述，舉例來說，他比較了下頜骨的下頜骨枝和二趾鳥類的爪，但他並沒有提到咒語。

　　相較之下，約公元前1550的愛布斯莎草紙本（Ebers Papyrus），裡頭記載了超過700項的魔法和民間療法用來治癒各種病症，像是鱷魚咬傷、腳趾疼痛還有蒼蠅、老鼠和蠍子侵襲全都包括在內。治咳嗽的方法有21種，眼疾29種，皮膚病18種，腹部症狀15項；所謂的「療法」包括了用草藥製劑加上唸咒召喚相關神明。

　　史密斯莎草紙本的不知名作者，擁有當代科學家的一切特質，尋找自己能夠親眼看出的證據，並且運用邏輯獲致結論。

第30項病症

名稱：關於頸椎扭傷處理

檢驗：若妳要檢驗頸椎扭傷的傷患，應該對他說：「往兩肩及前胸轉頭。」看看這麼做是否會痛。

診斷：應對患者說：「這是頸椎扭傷。可以治療。」

治療：第一天應用鮮肉覆於患部。接下來每天要用ywrw（未知何物）以及蜂蜜直到痊癒。

註解：所謂「扭傷」是指患處並沒有斷裂。

認出腦部具有其功能……顯示出驚人的先見之明，一直要到這個世代的現代外科醫師才得以更進一步發展。

——布雷斯特德（James Henry Breasted），史密斯莎草紙本的譯者，1930

美索布達米亞的黏土板

Clay Tablets from Mesopotamia

地點：美索布達米亞（大約是現今伊拉克和敘利亞一帶）

時間：公元前七世紀

領域：藥學、外科

亞述巴尼拔王（King Ashurbanipal）在位期間是由公元前668至627年，他在尼尼微建了一座皇家圖書館，內有高達30,000片黏土板，算得上是那時候最大規模的收藏。所涵括的主題有：占卜學、天文學和文學（其中一部作品就是史詩《吉爾伽美什》〔*Epic of Gilgamesh*〕），而且還有約660塊黏土板是

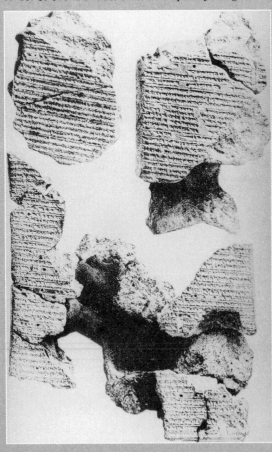

在描述好幾個世紀以來所累積的醫學知識。這些黏土板一直要到十九世紀才被發掘出土，而且上頭的楔形文字也要花一些時間才能解讀，但當結果出來的時候，那些醫學觀念如此現代且相對而言算是有條有理，讓學者們大感驚訝。

> 如果醫師用青銅做的尖刀為君主施行大手術而且救了國王性命……那就應得十個銀幣……要是醫師為君主動大手術……結果卻害國王一命嗚呼……那就該砍掉他的手。
>
> ——《漢摩拉比法典》
> （*Hammurabi Code*），約公元前1695年

巫師與外科醫生

　　根據亞述巴尼拔的黏土板，我們了解生病的人是由巫師治療，這些巫師名為「阿希普」（ashipu），負責診查病痛並用法術和符咒把惡魔從患者身上逐出，還有一種醫生，名為「阿蘇」（asu），會綜合運用藥草和外科手術。出土的黏土板詳細記載一長串的各種病症，按照從頭到腳的順序編排，強迫症、婦科和小兒科則是另分章節。舉例來說，我們從中得知美索布達米亞的人曉得有些疾病是經由性行為傳染，比如像是梅毒，而且他們曉得要如何萃取植物精油。

　　和埃及人不一樣，他們認為要把傷口浸於熱水或啤酒裡，而且會用多種原料製成膏藥，包括有李子、蜥蜴糞便以及瓶底的酒渣。有些敷料配方是要把植物樹脂或動物脂肪和一種鹼性物質混合起來，形成像是具有抗菌功效的洗滌劑。

　　我們認得出來的藥草治劑當中，許多具有抗菌和防腐的特性，而且有的還和現代用來治療同樣病症的成分基本上是一模一樣，例如像是用來治療失血過多的藥。

約公元前1695年的《漢摩拉比法典》，制定各種法律掌管一切合約行為，像是家務、商人之間的支付及條件，就連外科醫生也被包括在內。表現不佳所受的處罰，和患者的地位有關。

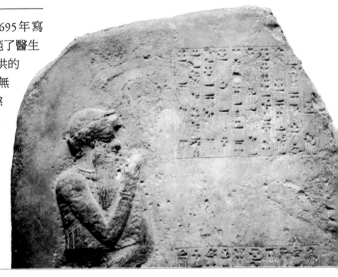

《漢摩拉比法典》

一塊巴比倫的黏土板，公元前1695年寫成，與其他類別的法條一樣，規範了醫生執行業務的條件，並指明應為提供的服務獲取適當報酬。開錯藥方或無法治癒病人似乎並不會受到什麼懲處，不過，要是患者在手術過程當中死亡，就會受到制裁，依死者身分地位而定。如果死的是位重要人物，就得把外科醫生的手砍掉，然而，要是在他刀下不幸亡故的是奴隸，只需補償一名新的即可。

阿闥婆吠陀 Atharva Veda

地點：印度

時間：公元前六世紀～公元七世紀

領域：內科、外科、產科、小兒科、精神科、藥物學、老年醫學、眼科、整形外科

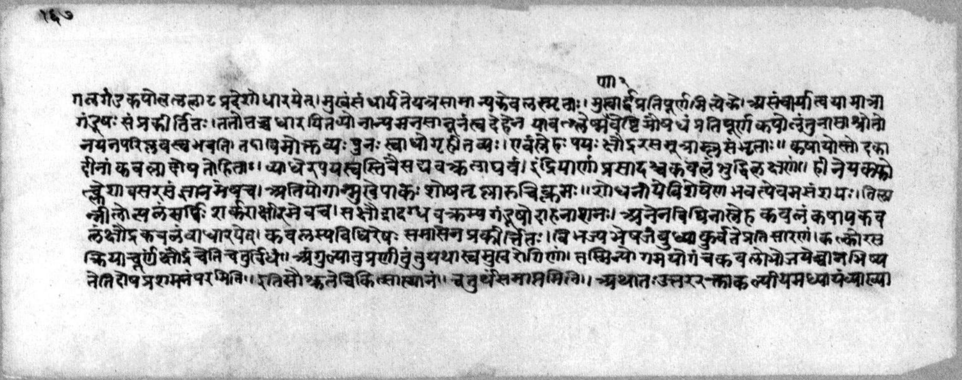

依據印度傳說，阿育吠陀醫學體系的創建者檀凡陀里大神（Lord Dhanvantari），是毘濕奴神（Load Vishnu）的化身，祂的醫學知識全都是從梵天（即創造神）那兒直接傳來。檀凡陀里發明了許多藥草製劑及天然療法，全都在《阿闥婆吠陀》當中留下記載，而且據說祂還是位經驗豐富的外科醫師。印度境內各地仍可見到病人到祂的廟裡祈求痊癒，然而，阿育吠陀的影響力遠遠超出印度半島。有的人說它是世界上最古老的醫療科學，還說它影響到西藏、中國和希臘的醫學，就成了「一切療癒之母」。

> 醫生以肉眼不可能看出體內精神的細微之處，那只能靠智慧或冥想之眼才能看得出來。因此聰明的醫生應該曉得，除了熟讀典籍更應研究身體。
>
> ——妙聞（Sushruta），約公元前一世紀

阿育吠陀學識的來源

梵天的智慧是藉著四部古梵文經書代代相傳而來，即《吠陀經》。其中一部，《阿闥婆陀》公認是在公元前六至七世紀好幾位作者抄錄寫成，包含了114段治病的唸訣及咒語。後來又添了兩部傳，即《遮羅迦本集》（*Charaka Samhita*）和《妙聞本集》（*Sushruta Samhita*）。全都合起來，就形成了一個系統化的疾病分類、症狀描述及其治療。到了公元400年，這些經典被翻譯成中文，而且有跡象顯示它們在中國的醫療行為中留下影響（參見26-29頁）。

當代的阿育吠陀實踐者依然遵循《吠陀經》所建立的體系。他們相信體內平衡，除了身體健康，還著重於精神與情緒穩定。想要擁有良好健康的狀況，思想、情感和身體動作之間必須維持平衡。例如，若患者誤判情勢，或不當使用感官，就會造成疾病，導致三個體質（dosha）失去平衡，即風型（vatha）、火型（pitha）和水型（kapha）三種能量。

檀凡陀里神廟的靈療

阿育吠陀的信徒仍然會到位在咯拉拉（Kerala），公元前二世紀的檀凡陀里神廟祈願，以治療體質不平衡所造成的問題。寺廟裡的特定部分都有其專屬用意。患眼疾的人去找 Nelluvai 廟；肺有毛病可求 Guruvayur 廟；獻上由阿育吠陀藥草製成的祭品，或稱 Mukkudi，先敬神之後由信徒飲用，據說可治癒所有腹部和腸胃方面的問題；到寺廟北側的一個池塘沐浴，可淨化心理，健全身體。醫師到廟裡祈禱，確保患者能有好結果，而且現在那兒還有座阿育吠陀醫院和研究中心。

體質

依據阿育吠陀信仰，我們的宇宙裡五個元素一直在變化、互相作用，它們分別是：空、氣、火、水和土。平衡的時候，可維持生命，不過一旦失去平衡就要造成疾病。這些元素就是三大體質的基石，每個人天生具備的比例各不相同，就像是DNA指紋，受精時就已經被定下來了。

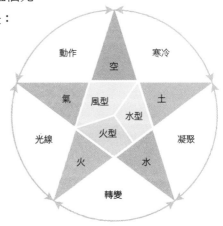

- 風型能量是屬動態、可變，掌管呼吸、循環、排泄、動作、說話、神經系統、創造力和熱情。風型過多會造成便祕、關節炎和焦慮。
- 火型能量是屬轉化、聰穎，掌管消化、代謝、體溫、臉色、勇氣、歡快和智能。過多火型會造成發炎、感染和潰瘍。
- 水型能量是屬構造、物質，掌管生長、體液平衡與排泄、性能力、耐心、同情心和理解力。過多水型會導致增重、糖尿病和消化問題。

若飲食不正確，藥也無用；若飲食正確，藥也無需。
—— 阿育吠陀的諺語

　　一般來說，個體身上是由一或兩種體質主掌，所以一個人可以是風型、風型／火型、火型／水型，諸如此類。不同體質組合就形成七大類的「體質類型」，各自有其特定身體部位比較容易不平衡而生的病。阿育吠陀的實踐者是要判斷病人的體質類型，以強化他們基礎構成的天然平衡，因為那就是抵禦疾病的最佳防衛。

阿育吠陀的疾病診斷

　　一位阿育吠陀醫者會詳細詢問病患許多問題，像是飲食、生活習慣、好惡、排便和排尿的情形、一般健康狀況還有父母的健康狀況，以得出居於主控的一或多種體質，並逐步搞清楚可能是哪裡不平衡。他們會檢視病患的外觀（形態、大小和姿勢），語言和動作，還會檢查眼睛、舌頭，甚至臉上的紋路。把脈是一個非常重要的診病工具，雙手手腕各有脈點三處。診斷和西方醫學並不相同，因為醫者是要找出體質的有害不平衡，而且他們認為疾病的發展有六個截然不同的階段，如果沒能及時治療的話就會進入下一個階段。

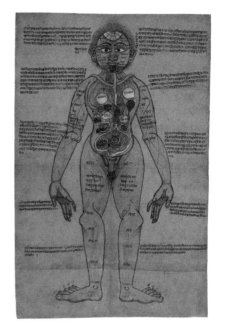

約1800年的一幅畫，表現出阿育吠陀醫者所理解的人體解剖（human anatomy）。並不是針對實體特徵，而要強調不同器官與系統的功能及彼此互動。

有些早期阿育吠陀文獻當中提出的治療法，和當代西方醫學的思法不謀而合。舉例來說，失血之後的貧血症，要吃生羊肝治療；一直到1926年，研究人員米諾（George Minot）和墨菲（William Murphy）證實了食用肝臟確實是一種治療貧血症的有效辦法。

用藥與治療法

針對不同體質類型的人，阿育吠陀會採用不一樣的治療法，可能是panchakarma（清除）、shamana（緩解）或bhrimana（滋養）等療法。Panchakarma可能包括藥油按摩或吸蒸氣，幾個世紀之前還會有瀉劑、催吐劑和灌腸劑，以清理消化系統。Panchakarma療法是用於涉及氣、荷爾蒙、黏膜和鈣化的病痛，方法是要去除多餘的，留下空間讓身體自己重新回復平衡。Bhrimana療法針對的是靈性，可能包括了瑜伽、冥想和唸咒。

局部的狀況，例如像是腳踝扭到，就要用鎮定療法：調整飲食和作息，再加上藥草治劑。純淨（sattvic）的飲食，以當令蔬果配合非動物性蛋白質，不會給身體造成負擔，往往會建議病患採用。

古代的阿育吠陀醫者精於外科手術，為了手術之用專門設計的器材多達121種，像是引流、治療白內障、移除膀胱結石和腎結石，還有燒灼傷口。不准解剖人體，但接受外科訓練的人會用充填泥漿的皮囊或是肉塊練習技巧。

早期的隆鼻手術

古代印度有不少地方常會用劓刑。阿育吠陀醫師發展出一套辦法可以重建鼻子，做法是從前額削下一片葉形皮瓣，在近鼻樑處仍相連沒有割斷。將削下的那塊皮翻過來蓋在鼻腔上，然後縫合固定。癒合之際會插進木製管子，讓患者能夠呼吸。1794年，倫敦的《君子雜誌》（Gentleman's Magazine）刊登了一則這種手術的報導，歐洲的外科醫師們大老遠搭船去印度親眼見識這個早期的鼻子整形手術（rhinoplasty），回國後開始做（參見148-51）。

1816年一篇講到印度鼻子整形手術文章所附的插圖，病例是兩名英國軍官。少掉的鼻子是用從他們前額割下的組織代替。

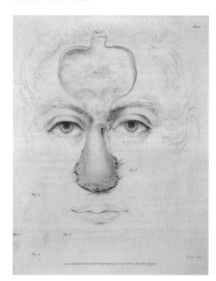

黃帝內經 Huangchi Neijing

地點：中國
時間：公元前475-300年
領域：傳統中醫

中國商朝（約公元前1600至1046）的最早文獻指出，當時的人們信鬼敬神，而且他們認為生病是因為被自己的祖先詛咒所致。這種觀念要經過一大躍進，才能發展出《黃帝內經》據以為基礎的平衡與和諧哲學思想。此書的作者認為人會生病都是源於飲食、生活型態、情緒、環境和年紀，還設計了一個圖表，顯示出身體內的經脈路線，沿著經脈有特定位置可讓針灸術（acupuncture）下針以緩和病痛。這部古籍所教導的內容，如今依舊是傳統中醫的核心。

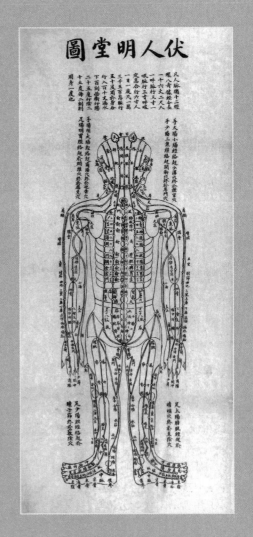

> 其知道者，法於陰陽，和於術數，
> 食飲有節，起居有常，不妄作勞，
> 故能形與神俱，而盡終其天年，度
> 百歲乃去。
> ——《黃帝內經》

偉大的黃帝

　　黃帝是傳說中的人物，據說他大概是在公元前三世紀中葉的時候統治中國。從小他就是個神童，聰慧過人。在他以前，中國人過著遊牧生活，然而根據神話傳說，他引入錢幣、統治機關、弓弦、農業、車、船和樂器以及許多其他發明，根本就是中國文明的創造者。二千年之後，學者們要寫一部作品講解應如何藉由身體平衡治病，就以一種問答體來呈現，由偉大的黃帝和六位大臣的對話所組成。這種做法可能是這些學者認為如果當局不認同這部作品的話，可以避免不良的後果。

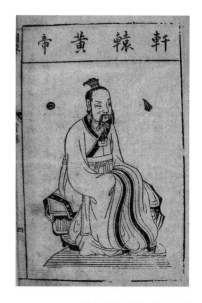

黃帝（公元前2698-2598）經常被稱為中國第一位統治者，據說他馴伏野獸讓牠們上戰場為己方作戰，連熊也包括在內。黃帝也有好多的發明，改善人民生活。

　　《黃帝內經》包含兩部，各有八十一篇：第一冊名為《素問》，說明中醫的理論基礎以及診病技術；第二冊《靈樞》解釋如何運用針灸術治療疾病。

　　千百年來，有好多部《黃帝內經》的譯本，其中有一本可溯及八世紀的王冰，另一部則是十一世紀的林億。如今還是有人在讀這部作品，而且2011年德國的慕尼黑大學（Ludwig Maximilian University Munich）還出了一本極有影響力的新譯本。

道家

古代的哲學家及詩人，老子（約公元前六至四世紀）被公認是道家（Taoism）創始人，還作了《道德經》。「道」就是世間一切生物的源頭，也是其背後驅力。《道德經》揉合寓言和古諺，提倡返樸歸真的生活，依循純真、謙卑和平衡等原則。道家傳人順應日、月、星宿和季節過生活。道家的影響對中醫實踐有很大影響。

診查不平衡

《黃帝內經》最大的成就在於發展出一套觀念，認為健康是受到很多內、外現象的作用，會刺激或壓抑生命力。疾病會被六氣（風、寒、火、濕、燥和暑）或七情（怒、喜、悲、恐、驚、憂、思）所致。以上各會造成特定症狀；例如，暑會導致流汗、昏眩、嘔吐。

相對的力量，例如明暗，必須平衡才能互補。這種能量平衡的想法，可能是從阿育吠陀醫術演進而來；不過，和體質論不同，中國的醫者是要重建體內兩股力量的平衡，即陰與陽，還有土、水、火、木、金等五行之間的平衡，其中五行各自相應某個內臟、感官、顏色和氣質。

診病的時候，中醫師就和阿育吠陀醫者一樣，要查探脈象，各手腕都有六處要量。《黃帝內經》書中有許多關於脈的描述，包括「滑脈」、「毛脈」或不怎麼好的「石脈」，而且還提到診脈是個需要多年經驗的技術。醫者會觀察病患的舌頭，並且看看牙齒有沒有什麼痕跡或有東西覆蓋。他們要檢查眼睛、嗅聞呼出的氣還有身體散發的味道，聆聽呼吸和講話的聲音，把這些觀察結果綜合在一起，就能夠判斷是哪裡虛，失去平衡。

針法與灸法

依據《黃帝內經》，人體有十二經脈，對應到古代中國的十二條大河，生

陰與陽

陰陽是一體兩面，彼此互相依存，陰是暗、濕及女性，而陽則是明、乾和男性。中國的醫學系統當中，陰陽要能互相平衡，若是有所不足就叫「虛」。陰虛會導致口乾、尿濁、夜間盜汗、失眠、舌赤而略有苔，脈細而疾。陽虛即造成四肢冰冷、面色蒼白、大量清尿、下痢、舌白而腫大，脈弱而徐。

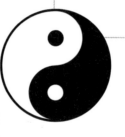

是以診有大方，坐起有常，
出入有行，以轉神明。
——《黃帝內經》

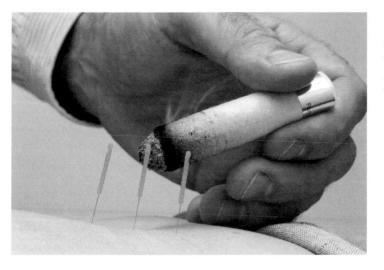

艾灸法，是用艾草製成的艾條燒灼，可能是直接擺皮膚上，或手持懸於穴位，如圖中所示，以影響氣的流動。

命力，即「氣」，順經脈流動。各脈對應到不同內臟以及身體機能，沿著經脈就有365處穴位。把細針刺入特定會點，用針者就能刺激氣的流動，藉以緩和病況。

《黃帝內經》也有三章論及疼痛，包括有一章是講下背痛，裡頭提到的許多經脈似乎和我們今日所知的轉位痛通路相符。所謂轉位痛，就是實際發病或受傷的位置和發生疼痛的地方不符，例如，膽結石往往會覺得右肩不對勁。古代中國並不知道有神經系統，因為人體的生理解剖研究被禁止，因此醫者能得到這些結論完全是靠觀察得來。

灸法（moxibustion）是傳統中醫會用到的另一種治療方式。將艾條（用艾草根部磨成的粉末製成）放在適當穴位點燃，所生的熱可增陽氣。

針法在二十一世紀廣為應用，有跡象顯示它對於頭痛和慢性下背痛具有療效，不過有些人不同意，認為那些都是所謂安慰劑效應（參見139頁）。

《十四經發揮》一書的插圖，本書是由十四世紀中葉的中醫師滑壽所著，已成針法研究的經典。

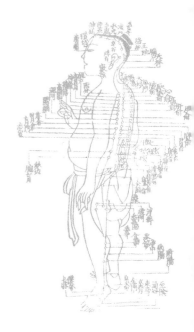

希波克拉底之樹
The Tree of Hippocrates

地點：希臘
時間：公元五世紀
領域：醫學

希臘一座叫科斯（Kos）的島上，有位睿智又有學問的老師，希波克拉底（生於公元前約460年），會在一棵懸鈴木的樹蔭下教導學生。就和古印度以及古中國的人想法相同，他認為體內不平衡導致疾病，但他覺得是有四種體液在作用：血液、痰液、黃膽汁以及黑膽汁。據說他寫了超過70冊的教材，還被收藏在亞力山卓的大圖書館裡，號稱《希波克拉底全集》（*Hippocratic Corpus*）。這些作品對醫學造成深遠影響，一直持續到19世紀，而且希波克拉底還被認為是「西方醫學之父」。

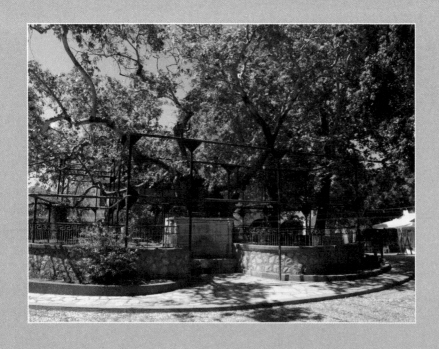

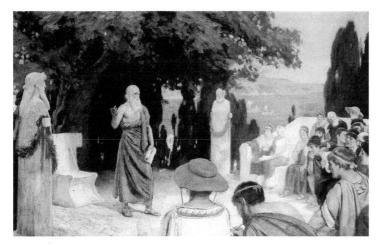

希波克拉底在科斯島原本那棵懸鈴木的樹蔭底下教學；他認為醫師應該是個專職工作，執業的時候要梳洗整潔，在病榻前態度要安詳而認真。

科斯島上的醫學院

公元前四紀的亞里士多德和柏拉圖，不約而同都有提到希波克拉底，而他的第一本傳記是在公元前二世紀由索蘭納斯（Soranus of Ephesus）所寫。依他記述，希波克拉底的祖父和父親也都是醫生，而他是在科斯島的阿斯克勒庇厄斯聖地（Asklepeion）接受醫學訓練，即醫神阿斯克勒庇厄斯（Asklepios）的廟。病人要在廟裡過夜，隔天一早把夢境說給祭司聽，由他們依據解夢結果來診斷病痛。希波克拉底在醫學發展上占有關鍵地位，其中一個原因是他將醫學和宗教分開。他認為疾病是由外在、身體的因素造成，和神祇沒有關係，因此要治病就得追求體內和諧。

希波克拉底一生之中行跡甚廣，四處行醫教學，據說他還治好了馬其頓國王的結核病。他的壽命多少眾說紛紜，83、85、90或甚至超過100歲的講法都有。《希波克拉底全集》是用愛奧尼亞地區的希臘文寫成，裡頭包括有教材、演講、論文和筆記，各色雜陳。文句的風格迥異，有時還會彼此矛盾，這使得現代專家學者認為那應該是出自19位不同作者的手筆。

亞力山卓圖書館

埃及亞力山卓城（Alexandria）亞力山大大帝（Alexander the Great）在公元前331年建成，而那座偉大的圖書館則是由他的接班人托勒密一世（Ptolemy I Soter）創設。任務是要收集世上一切知識，極盛時期據說收藏高達700,000冊圖書，全都是由官方抄寫員抄在莎草紙卷上。船隻進港後，船上書籍都會被沒收；而且向雅典借來的珍貴原作後來都沒有歸還原主。這座圖書館是整個博物館建築的其中一部分，學者可在裡頭做研究、發表研究成果，全都有公家經費贊助。後來這座圖書館慘遭祝融之災而焚毀，不過有很多說法：可能是公元前48年由凱撒燒掉，公元270年代的奧伯良（Aurelian），或是公元391年被亞力山卓的教皇狄奧菲魯斯（Theophilus）放火。幸好，《希波克拉底全集》倖免而能流傳下來。

希波克拉底的療癒之道

古代希臘醫學有兩派的理論：克尼多斯學派（Knidian school），認為人體是個別部件的集合體，重點在於把其一個部件失去功能所造成的症狀診斷出來；另一個科斯學派（Koan school）則是將人體視做一個完整的有機體，要通盤治療，而且是要提供患者預後。《希波克拉底全集》正是屬於後者，認為疾病是因不和諧而起的自然過程，並且指出身體有能力重新平衡各種體液，從而自我療癒，只要醫生提供正確的支持即可。

希波克拉底的追隨者很少使用手術；那些方法都比較被動。據說他曾指示要清淡飲食（發燒還有傷口癒合的時候只能用流質食物），體操以及其他型式的運動，按摩，水療還有海水浴。他相信休息靜養的功效，要讓病人待在乾淨且無菌的環境，施以由花草及礦物成分混合而成的撫慰油膏（enhemes），還要飲用釀造的蘋果醋。

為牽引斷肢，他設計出一種希波克拉底長凳，而且他用來治療髖部和下巴脫臼的技法一直要到十九世紀才被取代。他運用止血帶阻斷出血，用聽診（auscultation，傾聽心肺）協助診斷病症，都是走在時代前端。希波克拉底學派的醫生會在膿瘍時用引流管導出胸腔內的積液，並用燒灼、切除或夾鉗處理出血，但整體而言其風格屬於非介入的做法。

一個古希臘細頸瓶，上頭描繪病患的血管被割開以讓體液重新平衡。體液醫學在西方世界的影響力超過2000年，一直要等到19世紀中葉科學家能在顯微鏡下觀察到細菌才改觀。

體液論

體液學說（humoral theory）最早可能是源自古埃及，但是到了希臘才首度被系統化。四體液說這套理論的支持者認為，血是由肝臟生成，血過多會發燒；因此，會用放血來讓各個體液重新獲取平衡。即使病人已在出血，仍會使用這個技法（不過據說希波克拉底本人只偶爾會用）。黃膽汁過多會造成攻擊還有憤怒，而黑膽汁造成憂鬱，痰液則會導致缺乏動力。處方可能會是灌注瀉劑和吐

劑（其中一種催吐劑是致命的毒藥藜蘆），而且會讓傷口化膿以減少痰液。也會建議禁食以避免任何一種體液增加。

每一樣體液也都會和一種元素有關：風、火、土和水，並且和季節有關，例如，黃膽汁和夏天有關，會導致熱症；而痰和冬天有關，會導致冷症。

成為醫者

希波克拉底學派最持久的遺產，大概要算是關於如何做一名好醫生的種種訓示。在他教導之下，醫者應該儀容整潔、態度嚴肅、誠懇且關心病患、總是會盡力提供協助，最重要的是不會害人。醫者應該密切注意病患脈搏、臉色、分泌物、疼痛及動作，而且一定要有完整的病程記錄—— 這做法在他之後就見不著了。

所謂的「希波克拉底誓詞」不太可能是由希波克拉底自己編寫，但是卻成為最為人熟知的遺產。這誓詞已經過多次修訂，然而主要概念依然用於今日的醫師誓詞當中，尤其是：保守病患隱私、尊重其他師傅還有誓願要把醫學知識傳給同業其他醫生，而且要盡力治療病患，但得避免造成傷害。

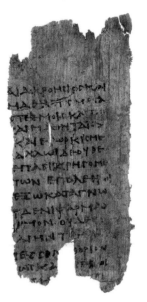

「希波克拉底誓詞」的殘片，寫在希臘愛奧尼亞地區發現的羊皮紙上。這誓詞可能是由希波克拉底的學生依據他的教導所做。

就算醫生沒法治病，至少不能造成傷害。
——希波克拉底

原版希波克拉底誓詞的主要原則

- 我願意竭盡一己的能力和判斷為病人的利益來實施飲食法，並防止他們受到傷害及不公對待。
- 我將不受任何人的請託而供應或建議使用毒藥，也不會做如此建議。
- 我將不會給婦女陰道栓以致墮胎。
- 不論訪視任何人家，我將為病人利益著想，避免所有的…… 惡行、以及尤其是性關係的發生。
- 經由治療所見所聞…….的他人隱私…… 我絕不洩露，對傳出去將混淆視聽之事應藏在己心。
- 如果本人堅守誓言並不違犯，願我得以享有生命和技藝。

阿庇亞水道 The Aqua Appia

地點：羅馬
時間：公元前312年
領域：公共衛生

流經羅馬城的臺伯河，本來是充斥著各式各樣的東西，有死去的動物、市民的尿壺內容物，羅馬人很明白在那水裡沐浴或飲用的話就要生病；可是在公元312年第一座水道建好以前，許多人也沒什麼別的選擇。阿庇亞水道全長略多於16公里，大多是在地下，到了市區中心才露出地面，把新鮮的泉水引到公共噴泉、澡堂以及少數幾位享有特權的顧客。羅馬並不是第一個擁有活水供應系統的文明城市，但是他們的工程技術為世界各地的追隨者設下典範。

水質的檢驗及其明證如下。如果是開放而流動的溪，在取水之前要先看看附近居民的身形和肢體。如果體態健全，氣色好，腿勁足而且眼神清徹，那麼就是好水源。

——弗朗提努斯（Sextus Julius Frontinus），
水道系統報告，公元一世紀末

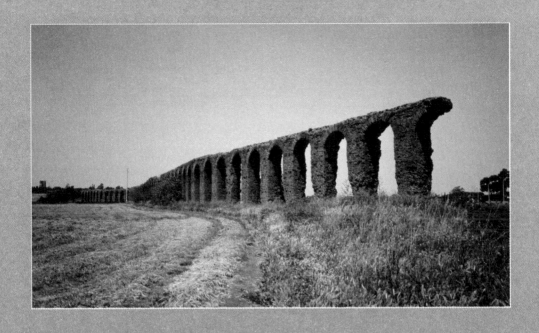

改變歷史的50種醫藥

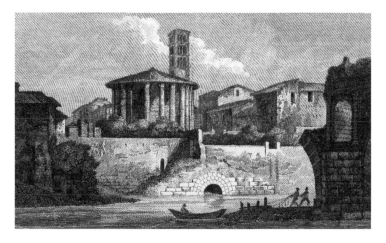

羅馬馬克西姆下水道的出口，流入臺伯河。如今它依然將雨水從市中心排到河裡，流過古羅馬廣場底下而從斷橋邊冒出來。

馬克西姆下水道

晚期印度河流域文明（約公元前2600－1900）的人們就已知道不要污染水源的重要性，而且他們會定期清理茅坑。公元前2000至1500年的米諾斯人，運用埋在地底的陶管引來清水，還有沖水馬桶排除穢物。古代中國，官方經常會去檢管水道，把動物或人的屍體移走以防發生疾病。不過，古羅馬人算是世上首度建設可稱之為下水道系統（sewage systems）的民族：即我們所知的「馬克西姆下水道」（Cloaca Maxima），這是建設公元前600年的設備，用來排空濕地，並且透過地下配管把流出的水引到臺伯河。

下水道的主線是一條加上蓋子的運河，不同分支通到幾座主要公共設建物，例如像是「戴克里先浴場」，還有市內的好幾處宮殿。私人宅邸都會有個茅坑，住民透過樓梯上的一個開孔把夜壺裡的東西都倒進去，當然，直接往窗外潑，淋到行人頭上的事情也是時有所聞。洗衣工要用尿來清洗衣物，所以會供提小便斗，收集公眾的尿液。下水道受到良好維修以清除阻塞物品，往往是因為有人把屍體丟了進去，而且有部分的馬克西姆下水道如今依舊運作良好。羅馬帝國境內廣泛採用下水

羅馬帝國的偉大之處可從三個地方展現出來：水道、官路以及排水系統的建造。
—— 哈利卡納蘇斯的狄奧尼修斯（Dionysius of Halicarnassus），《羅馬遺跡》（Roman Antiquities），公元前一世紀

道系統，在英格蘭的約克還可以見到其遺跡。

供應羅馬飲用水

　　羅馬建城之後441年以來，城裡人都是從當地泉源、淺井還有臺伯河取水飲用。然而，隨著人口增加，河流及地表水都因為住民的糞坑水滲入其中而被嚴重污染。普拉提阿斯（Gaius Plautius）和克勞狄（Appius Claudius Caecus）兩位監察官指派工程師興建阿庇亞水道，將活水從義大利中部的源頭引過來。水道從城市的東方進來，流經數個集水槽讓雜質沉澱，然後透過鉛管進到市中心。僅有少數幾間私人宅邸能有活水供應，不過有不少人把支管插進幹管偷水，即「鑿管」。

　　水不停地流經公共廁所，澡堂，噴泉，廢水則是流進下水道。還有好幾個巨大的水槽，用來演出海戰場面娛樂群眾，還有很多儲水槽，以備火災發生時所需。阿庇亞水道是公元前312年至公元50年之間建來供應活水的九座水道當中第一座，大家都發現腹瀉類型的疾病，例如像是霍亂、痢疾和傷寒，爆發的次數顯著減少。羅馬的水質如今依然以其鮮度而享有盛名。

鉛中毒

鉛管（fistulae）是用來把水由水道輸送至羅馬市中心，學者一度認為大多居民都因而鉛中毒（lead poisoning），成為羅馬帝國衰亡的因素之一。比較近代的研究則是發現，水中高濃度的鈣沉積於鉛管內壁，避免鉛被吸收。此外，水流並沒有被閥門阻擋，而是持續不停流動，也會避免鉛被析出。考古學家挖掘出來的羅馬人骸骨，也沒有鉛中毒的明白證據。

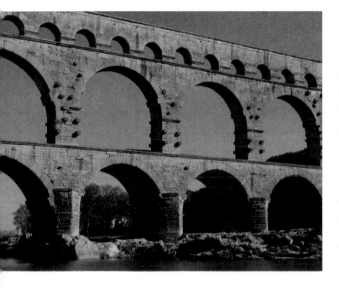

嘉德水道橋（Pont du Gard aqueduct）建於公元一世紀，是要把泉水引來，通過中央高地山腳邊，送到尼姆（Nimes）的羅馬殖民地，即現今法國西南部地區。

羅馬的遺產

羅馬人遠遠領先同時代，但是帝國滅亡以後，用來建造水道的技術大多失傳。一直要到17世紀，歐洲各地的城市才開始發展出提供清淨飲用水給其居民的辦法。1609年至1613年之間，開鑿了「新運河」以便從赫特福夏（Hertfordshire）把清水送到倫敦市，之後還有許多私人企業建造其專屬水利工程，供水至市區其他區域。1842年，紐約成了第一個從其轄區外頭引水進來的美國城市，從威斯特徹斯特郡（Westchester County）的克羅頓河（Croton River）經由水道將淡水送來，其他大城也有樣學樣，可是依然沒有禁止下水道排入市民會喝到的水裡。

19世紀，發明出來各種處理水的系統，讓水流過砂質濾池以除去懸浮微粒。在英格蘭，1848年的《公共健康法》以及1866年的《衛生法》要求地方政府負起責任管理下水道排放，並且要供應清淨用水，其他國家也紛紛跟進，因為已經明白霍亂和傷寒是以受到污染的水來傳播。到了20世紀初，以次氯酸鈣淨化水質已成了標準作法，許多地方還添加氟以預防蛀牙。新的污水處理法也已發展出來，有污水處理廠使用化學藥劑、沉澱以及厭氧菌等等，將廢棄物分解。

一名男子掩面以避免吸入瘴氣。沼氣被怪罪要為疫病爆發負責，例如像是鼠疫、霍亂和瘧疾。

瘴氣論

許多古代文明都認為，流行病是源自空氣中的有毒霧氣，或「瘴氣」，係由腐敗的有機物以及不良衛生所造成。印度人會嚼蓽葉對抗瘴氣作用，羅馬建築師維特魯威（Vitruvius）則在公元前一世紀的作品當中寫道：「沼澤動物呼出的毒氣」。羅馬人相信，瘧疾是由惡氣（其病名malaria就是這麼來的）所致（參見86-90頁），馬克西姆下水道建好之後，流行病大幅衰退，似乎證明了這個論點。人們並不明瞭，抽乾蚊子賴以繁殖的沼澤才是關鍵因素。瘴氣論（miasma theory）一直流行到19世紀，當霍亂在倫敦城爆發開來的時候（參見106-109頁），一開始就是怪罪流經市區的主要河川泰晤士河那股臭氣所致。

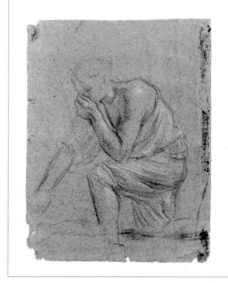

狄奧科里斯的《藥物論》
Dioscorides' Materia Medica

位置：羅馬

日期：約公元50-70年

領域：藥學

> 超過一千六百年來，他被視為僅有的
> 權威，一切植物學知識都是源自他的
> 筆下……可以這麼說：植物學研究從
> 他開始並且以他的著作集其大成。
>
> ──施普倫格爾（Kurt Sprengel），《植物
> 學》（*Historia rei Herbariae*），1807-1808

狄奧科里斯（Pedanius Dioscorides）是希臘人，但以醫師身分為羅馬軍隊服務，也就是說，他到過許多地方而且可以詳細研究帝國境內各處的植物。他寫成了不同凡響的五冊作品《藥物論》，裡頭描述了超過一千種草藥方劑，具有4740種不同的醫療用途。相較之下，《希波克拉底全集》只包含130個藥方。狄奧科里斯的研究有條有理，具有科學價值，很快就被譯成其他語文，在十六世紀之前一直都是最重要的參考資料。

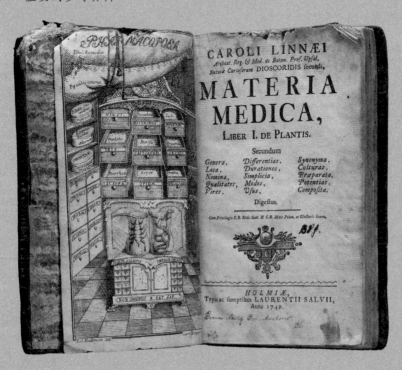

科學家的心態

　　古羅馬有很多醫師是希臘人出身，而且他們遵循的醫療體系正是源於希波克拉底一派。公元200年之前，誰都可以自稱是醫師，所以有許多自吹自擂的傢伙，根本沒受過什麼相關訓練。羅馬的自然學家老普林尼（Pliny the Elder）如此抱怨：「毫無疑問，這些〔醫師〕在嘩眾取寵之際毫不吝惜用他人性命換取名聲。」不過，狄奧科里斯採用的是科學方法，他並不會把什麼都視為理所當然，這部藥草大全裡列出的每一種藥都得經過他親自試過，在漫長的職涯當中逐漸累積。

　　書中條目是依照其藥效編排，舉例來說，溫熱、黏合、軟化、冷卻等等。每一項他都有寫出植物的名稱和別名，產地，醫藥用途，以及應如何製備藥物還有要怎麼施用藥物，其功效和注意事項，此植物的其他用途，還有要如何分辨冒牌的假藥（譬如說，他提出警告，縮草往往會用假葉樹來冒充，很難切斷也讓藥有個令人不舒服的氣味）。

　　這部藥草知識的總匯如此詳細又具有權威，實在是無與倫比。《藥物論》一直有新版本推出，加上之後作者添加的註解。原文是否就附有那些仔細描繪的插圖我們並不清楚，但狄奧科里斯的作品一直是經典教材。據信他所建議的藥劑約有五分之一對患者有所助益，而且有許多至今依然以某種型式使用當中。

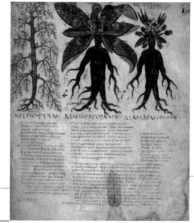

狄奧科里斯關於曼陀羅（mandrake）的插圖和文字，其根部具有安眠作用，可做為外科麻醉劑使用，也會造成幻覺，據說劑量大時會導致發狂，而其汁液可外敷緩解風濕病。

幾種狄奧科里斯的藥方

- 明目安神：毒蛇肉與鹽、蜂蜜、無花果和匙葉甘松（nardostachys，又稱哪噠〔spikenard〕）炙烤，做成湯。

- 開胃：柳樹皮（willow bark）煎劑。其活性成分水楊酸，後來就成了阿斯匹靈（Aspirin）的關鍵構成要素，到了19世紀才製成（參見138-41頁）。

- 截肢（amputation）或其他手術期間所用的麻醉劑：茄參（或曼陀羅）根。此劑含有莨菪鹼，這成分在19世紀初是用來當麻醉劑，此時尚不知運用乙醚（參見98-101頁）。

- 當做止痛劑：鴉片（opium），不過狄奧科里斯提出警告，若使用過量會造成昏睡甚至死亡。

蓋倫的靜脈刀 Galen's Phlebotome

地點：希臘和羅馬

時間：約公元150-210年

領域：解剖學、生理學、病理學、藥學、神經學

蓋倫在自行執業之前，花了十二年研究醫術，先是向家鄉別迦摩（Pergamon，現在位於土耳其境內）的阿斯克勒庇厄斯聖地（Asklepeion，阿斯克勒庇厄斯的神廟）學習，之後又到其他不同地方求教，包括埃及亞力山卓那所著名的學校。在他漫長的行醫生涯當中，著作甚豐，而且還公開演說、解剖，闡述他對醫學的獨特觀點。他推廣的技術之中有一項是放血（bloodletting），使用一把名為phlebotome的柳葉刀切開患者靜脈。他的觀點有不少是超越時代，有些則是誤入歧途，不過一直到十七世紀之前，他的醫學觀點大多為世人接受。

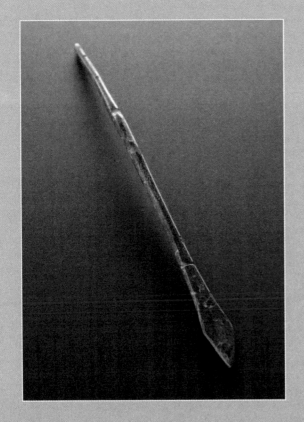

活動是自然的醫師，對於人們的幸福至關重大……懶散會使血液中的體液滋生。
——蓋倫

從醫師而成鬥士

　　蓋倫從海外習醫歸國之際，就受雇擔任醫師，為別迦摩競技場的鬥士做治療，馬上就因而聲名大噪。在他前任的手下死了60位鬥士，然而換他照顧之後只有5人不幸身亡。蓋倫利用患者的大型割砍傷口，成為一窺動脈、靜脈、肌腱和神經的「窗口」，這在人體解剖依然被禁止的年代真是個難能可貴的機會，這就讓他能發展出許多理論，至今依然以他為名。

　　到了公元160年代，蓋倫搬去羅馬，很快就因為替哲學家歐德摩斯（Eudemus）治病而成名，還被介紹給其他相識的元老院成員。沒過多久，蓋倫就成為皇帝馬可奧里略（Marcus Aurelius）的醫師。他開始用動物做活體實驗並進行解剖，主要是豬還有靈長類，並且用這些實驗的結果來宣揚他的著作以及個人名聲。他出了名的愛吵架而且顯然在羅馬並沒有很多朋友，可是每個人都想給他治病，只因為他的藥劑要比同時代的人更為有效。

蓋倫的理論

　　蓋倫接受希波克拉底的人類生理學模型，不過他是經由自己做研究得到這個結論。

　　雖然在他之前的人認為肌肉是由心臟控制，他闡明肌肉的動作是由腦部通過神經加以控制。有次示範是用活豬進行，他把豬的神經一條一條砍斷，豬痛得大叫，要等到他把控制喉頭的神經切斷才能阻止豬哭號。

　　之前原本以為，靜脈輸送血液而動脈是送氣（參見45頁），可是蓋倫示範給眾人明瞭，動脈裡流著鮮紅的血，靜脈裡流著深紅色的血。他認為肝臟一直在製造有毒的血，動脈血則是來自心臟。他也相信所謂的四種體液理論，還進一步將體液和人格特

蓋倫的瘟疫

公元165至180年間，羅馬爆發一場嚴重的瘟疫，致死率約在百分之七至百分之十。蓋倫返回家鄉，毫無疑問是要避免受到傳染。但他被奧里略召回，想要請他協助處理疫情。蓋倫的著作當中描述其症狀是：發燒、口臭、喉頭和氣管潰瘍、咳嗽、黏膜發炎、嘔吐，發病第九日皮膚會出疹。如果皮疹變黑，蓋倫就推斷這人可以活下來，不過如果排出黑便的話，依記載多半會死。現在，學者們認為這應該是由軍人從近東地區帶回來的天花（smallpox，參見92-95頁）。這次瘟疫在整個歐洲地區大約奪走五百萬人性命，包括羅馬皇帝維魯斯（Lucius Verus）和奧里略。

質扯上關係。血液多的人具血性氣質，外向而好社交；黑膽汁生成憂鬱類型，富創造力而為人親切；黃膽汁造成易怒類型的人，活力充沛具有個人魅力；黏液型的人情感多而好依賴。

蓋倫讓大家見到尿液是在腎臟形成，而不像之前所以為是由膀胱製造。

他一生之中寫過好多醫學書籍，加起來高達兩百萬字，而且他的觀點被視為神聖的話語。在他死後過好幾百年，它們甚至成為天主教會教條的一部分，這就表示人們即使意見相左也不敢大聲講出來。

一幅15世紀的小型畫像，繪出蓋倫（圖左）指導助手用臼和杵製備藥劑，還有一名書記把他的話一五一十記載下來。

放血的理論與實務

蓋倫認為放血是一種讓四樣體液重新平衡的方法，遠勝其他種種治療方式，還能移除滯留於末稍會致病的不新鮮血液。不論痤瘡還是肺炎，癲癇還是中風，好多種疾病他都囑付要放血。他還發展出一套複雜的體系，依據患者年齡、體質、季節、氣候還有多種其他因素，判定應該移除多少的血液。按照病症不同，決定要切開哪條靜脈：舉例來說，切右手某靜脈以治療肝臟毛病，若是脾臟的問題則要用左手，而割右手肘某靜脈則會停住右鼻孔流鼻血。發燒就得放出大量血液才能舒緩，不過蓋倫還是有提出警告，有幾條動脈切下去會造成危險，血會使勁噴出無法控制。

蓋倫提倡放血的論點有好多追隨者，好多後來的印度以及伊斯蘭醫學文獻都會建議要放血做治療。有些宗教會建議在聖人日要放血，而且猶太法典《塔木爾》還特別標出有四個日子應該放血，而另有信仰則是把放血的位置和星象扯上關係。

〔蓋倫〕是醫師之首，還是位獨一無二的哲學家。
—— 皇帝奧里略，據蓋倫自己引述

蓋倫原本愛用的放血方式是刺絡法（切開靜脈），不過幾百年下來陸續出現新的方式，包括刺法、拔罐法以及蛭蟲吸血法。（拔罐用一個加熱過的器皿蓋在皮膚上，造成真空而導致局部充血，有時以此法促進放血。）

即使哈維已在1628年闡明血液的循環（參見72-75頁）而否定放血法背後所依據的理論，放血依然在理髮院裡施行。美國總統華盛頓（Geogrge Washington）喉嚨發炎的時候，就會要求給他放血，結果十個小時流掉將近一半的血量而不幸身亡。並沒有證據顯示放血有什麼效用，然而認為如此一來可將無用或被感染的血排掉的想法卻是很難根除。一直到1923年，還有醫學教科書在說可放血治療。少數幾例，而且就這幾例，放血或許能夠發揮作用。這做法或許可以暫時緩解高血壓，有助於舒解鬱血型心臟衰竭所致的體液堆積，而且對躁動的病人會有靜定功效。然而，所有的例證中，都會讓患者更加衰弱，從而降低他們復原的可能。

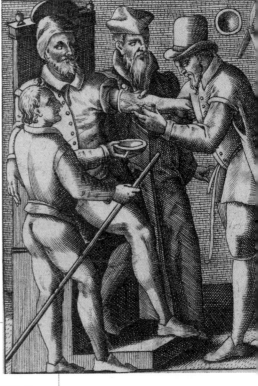

一名外科醫師準備好要切開病患的前臂，小童拿碗等著接流出的血。實際上幾乎所有的病痛都建議可放血治療，就連出血時也不例外。

該放多少血才夠？

蓋倫是第一位計算出該放多少血的醫師，建議最多680克，而最少要有200克才會有效果。阿維森納（Avicenna，參見52-55頁）在公元十世紀的著作裡寫道，計算得出一個人的血液有11.3公斤，失去9公斤也不會死。如今，我們曉得一名體重68公斤的成人有4-4.5公斤的血液，如果失血超過百分之十，就會導致血壓突然下降，而通常會在差不多30分鐘以內又再回升。然而，要是失血超過百分之四十，若不立刻輸血，患者大概就活不了。

主宮醫院 The Hôtel-Dieu

地點：法國．巴黎

時間：公元651年

領域：醫學．外科

　　一旦人們開始形成大規模的社區，就需要有機構照顧窮人和病人。有錢人是在自己家裡接受治療，但不幸罹患疾病的窮人若無他法只得倒臥街頭。各個宗教都鼓吹慈悲善心說算是重要品德，就得負起責任經營早期的醫院，像是希臘的阿斯克勒庇厄斯神廟、伊斯蘭教的病坊（*bimaristan*），以及基督教騎士團轄下的收容所。法國巴黎的主宮醫院，是世上還在運作的最古老醫院，它的歷史可讓我們一窺堂奧，了解醫院隨著時代演進的發展史，從慈善客棧轉變成為醫學研究中心。

> **宣告一間醫院的首要條件就是不可傷害病患，似乎是件奇怪的信條。**
> —— 南丁格爾（Florence Nightingale），
> 《護理手記》（*Notes on Nursing*），1859

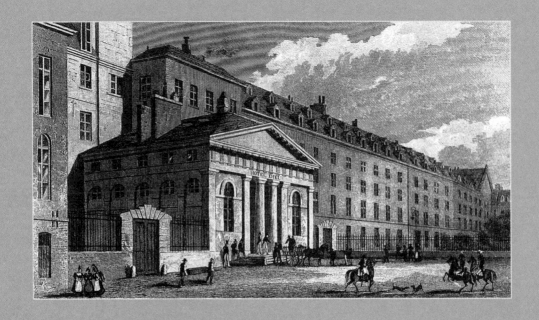

早期的醫院

希臘的阿斯克勒庇厄斯神廟，為了崇拜醫療之神阿斯克勒庇厄斯所建，是史上記載第一座讓病人來接受診斷及治療的機構。位於埃皮達魯斯（Epidaurus）的阿斯克勒庇厄斯神廟，有三根公元前350年的大理石柱，記載70位來此尋求治療患者的事跡，包括腹部膿瘍以及身體出現異物需要動手術。

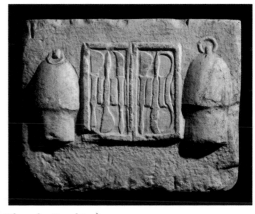

雅典阿斯克勒庇厄斯神廟的浮雕，它是在公元前420後建於衛城（Acropolis）南坡。這地方可供朝聖者歇息，也提供醫療救治。

在印度，公元前150–100年的《揭羅迦集》（*Charaka Samhita*）就曾提到有幾座建築物是用來布施還有提供醫療，而羅馬帝國則設有康復站（*valetudinaria*），專為治療受傷士兵、鬥劍者和奴隸。到了公元300年代末葉，基督教的傳道者，例如像是聖約翰騎士團，在朝聖路上建立許多收容所，照顧貧窮及有需要的人，不過這些機構的工作主要針對給寡婦及孤兒提供衣食並接待外地來的人，比較沒有想要治癒病患。

公元325年的第一次尼西亞公會議決定，每個設有大教堂的城市都應蓋一間醫院，首批遵循這項決議的城市就有君士坦丁堡以及凱撒里亞（Caesarea，現土耳其境內）。到了公元651年，時任巴黎主教的聖蘭德（St. Landry）興建該城的第一座醫院，主宮醫院，矗立於塞納河上的西堤島（Île de la Cité）。這機構是由城裡的有錢人設立，不過一開始那幾年除了供應食物並且提供棲身之地給窮人和傷患，並沒有什麼作為；並沒有想到生病的人可以來此求治，而且痊癒後又可以重返社會。

主宮醫院

中古時期，巴黎的主宮醫院擠得密不通風，都是些貧病無處容身的人，並沒能提供什麼醫療照顧。1580年一條新的法令規定，

伊斯蘭教的醫院

伊斯蘭教有照顧病人的義務，不論其背景、宗教或負擔的能力如何。公元八世紀的時候，在大馬士革和巴格達都設有名為「病坊」的機構，提供各種藥物及手術治療。它們收治的病人要比早期基督教醫院所能接納的還更多元，還可以照顧老人、精神病患以及正在康復的人。病坊並不是宗教機關，基督徒、猶太教徒和回教徒都可以來要求診治，而且一般來說並不收取服務費用，不過個別醫師可能會另外開價。到了公元十至十一世紀，有些病坊還備有自己的藥房和門診部，而且工作人員男女都有。

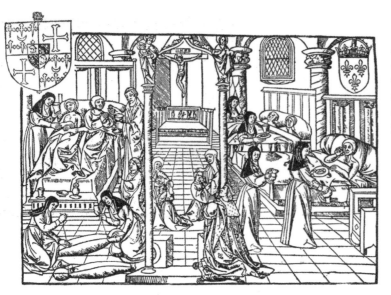

主宮醫院裡的病房，圖中繪出修女正在照顧顧病人。左側的前景，修女將死者收進布袋。醫院是由貴族贊助，希望因此能在天堂搏得一處落腳。

醫師得要每週探視病患兩次，可是院內容納的病人往往高達3,500人，可能得要六人合用一張床。患有麻瘋病和結核病的人和精神病患收容在一塊，待在這既不健康也不舒服。到了18世紀，有八位內科醫師在此，還雇了上百位外科醫生。

1772年，主宮醫院毀於一場大火而必須重建。法國大革命期間，巴黎市內創設好幾間新的醫院，而且也開始專科化，對於精神病患、性病、兒童和老人都另有機構負責。主宮醫院的死亡率要比其他醫院高，但主要是因為它收治的傷患多半是在市中心發生的嚴重意外事故。

19世紀中葉又重建一次，如今依然是巴黎人的繁忙醫院。為紀念一開始是間慈善的庇護所，醫院名稱依然沿用「主宮」這個稱呼。

從宗教到科學

中世紀時期，歐洲的大醫院都是由僧侶

麻瘋村

大約公元前4000年的埃及莎草紙上就曾經提到過麻瘋病，而且自從公元前320年代亞歷山力大帝的軍隊從東方回來之後，漫延到歐洲各地。這病會導致肢體變形而失能，而且普遍認為是由於被上帝降禍或懲罰所致，因此麻瘋病人會受到排斥。中世紀時代，麻瘋病人出門得要戴個鈴鐺，好讓人們可以迴避，而且還可能必須穿上特別的服裝。偏遠地區或小島上設有麻瘋村（leper colonies），以將麻瘋患者隔離。1873年，挪威的漢生醫師（Dr Gerhard Hansen）發現導致麻瘋病的細菌，1941年成功開發出第一種用藥。歐洲最後一座麻瘋村，位在希臘的史賓納隆加島（Spinalonga），1952年關閉。

和修女主持，而且通常是由貴族設立，慷慨捐獻為的是想要賺取靈性的回饋。這些貴族並不願見到自己的錢被浪費，要決定讓誰得到醫治的時候，往往會試著區分「值得治」和「不值得治」的窮人。16和17世紀的新教改革否定可花錢安排身後之事的想法，在新教國家醫院就成為世俗機構，由王室或自治政府設立，不過私人贊助或捐獻者仍然相當重要。

醫院逐漸成治病的場所，而不是救濟窮人的地方；貧民被送去習藝所了。精神病患有了專門收容機構，身體有病的則是待在一般綜合醫院。病房往往會專為特定種類的病痛設置，而且大型的醫院機構還能讓外科醫師來做研究。1859年，英格蘭的護士暨改革者南丁格爾協助設立護士的專業訓練（參見110-13頁），從根本改變了醫院的日常營運及其效能。

然而，19世紀的醫院依舊是危險境地，有本事有辦法的人寧願在自個家裡接受醫治，甚至是在家裡進行手術，不願和下等階級混雜一室。要到了20世紀，像是X射線機之類的昂貴新科技問世，表示有錢人也得上醫院才能接受最新穎的治療。

> **所有的社福機構當中，醫院大概算是主旨最混雜、目標最不協調，放到一塊的既定利益最令人傷神。**
> —— 戴維斯（John Langdon-Davies），《西敏寺醫院：兩個世紀的志願服務》（*Westminster Hospital: Two Centuries of Voluntary Service*），1952

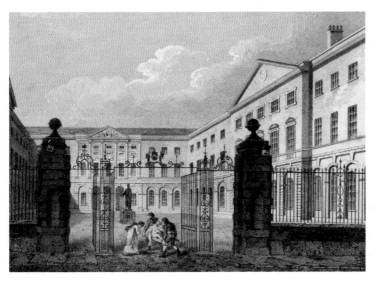

倫敦的蓋伊醫院（Guy's Hospital）是在1721年由書商蓋伊（Thomas Guy）用他投資南海公司賺來的錢所創設。一開始是用來收容被認為無法治癒的病人，如今已成了一間大型教學研究中心。

眼科十條 Ten Treatises on the Eye

地點：伊拉克‧巴格達

時間：公元九世紀

領域：眼科

外在世界的影像如何透過眼睛進入腦部，而被感知？這奧祕一直是宇宙學家解不開的難題，科學家和醫師也是。胡耐因‧伊本‧伊斯哈格（Hunayn ibn Ishaq）寫了一部影響力十足的著作《眼科十條》，認為影像是從物體發出，經過空氣映在眼睛後部，在此與水性體液混合，透過管子流進腦裡。這部分他說的不對，但他的著作是首度有系統地解釋眼睛解剖結構，代表眼科知識往前邁了一大步。

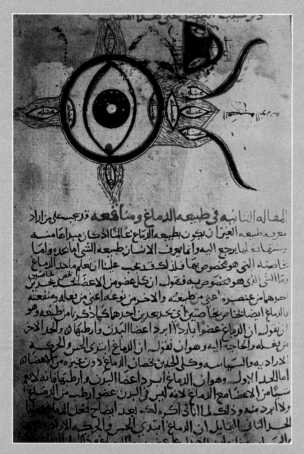

> 願主保佑，希望接下來的日子裡讀者眾人……可從本書獲得好處，讀者的祝福就是對我回報。
> ——胡耐因‧伊本‧伊斯哈格，《眼科十條》

早期的看法

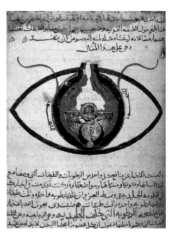

眼疾在古代十分普遍，但受限於宗教的教條，難以搞懂病因也就無法找出最佳治療方法。公元前2250年，漢摩拉比（參見16-17頁）記載了有一位醫生用銅刀割開一個人眼裡的膿瘡，這真是個冒險的舉動，因為如果那人的眼睛沒了，醫生就得挖去一隻眼來賠。公元前1550年的愛布斯莎草紙本（參見15頁）有八項是關於眼睛疾病及其藥草治療方劑，包括洋蔥、海狸油和石榴汁。公元前六世紀的《妙聞本集》（參見18頁）描述了76種眼疾，還有第一例白內障手術（cataract surgery）的記載，是用一根尖針把白內障推到旁邊。希波克拉底處理眼睛感染的方法，是在患部放血另一處拔罐好把體液放掉，然後塗抹「人乳和山羊膽汁製成的」油膏。眼科（ophthalmology）在蓋倫的年代多少不受重視，但公元九世紀的伊斯蘭國度裡，吸引來許多學者注意，眼科醫生（kahhal）在皇族家中備受尊崇。

《契瑟姆抄本》（參見46頁）中的插圖，約公元1200年，繪出精氣流入眼中與水性的體液混合。此抄本是在一間波斯圖書館中發現的。

九世紀的時候，哈里發哈倫‧拉希德（Harun al-Rashid）在巴格達建了一座「智慧宮」，為的是要把希臘、拉丁以及印度學者的著作翻譯成阿拉伯文，並且提倡伊斯蘭的學者進行研究。胡耐因‧伊本‧伊斯哈格在巴格達學醫，後來又出國精進語言本領，據說回來的時候已經可以背誦蓋倫的作品。他口操流利的阿拉伯語、敘利亞語、希臘語和波斯語，還提倡一種新的翻譯風格，要重寫原來文句讓新的讀者易讀。他被任命為「智慧宮」的主事，在此職位上寫了36本書，其中21本是醫學方面相關，另外還有翻譯作品。最有名的是他翻譯了柏拉圖、亞里士多德（Aristotle）、蓋倫以及《舊約聖經》（譯自所謂希臘文「七十士譯本」〔Septuagint〕）。

宇宙學的通路

精氣（pneuma）在希臘文中是指「呼吸」，但也有「精神」或「靈魂」或「生命力」的意思。據信精氣是通過血管從心傳送到腦，在那兒產生思想。胡耐因‧伊本‧伊斯哈格的視覺理論是來自蓋倫，就說這精氣由空中回傳到眼睛然後流到腦中的液態體液內。他說如果把眼睛閉上，視覺的精氣就會被導向別處造成瞳孔放大。亞里士多德和希波克拉底也認為液體是外在世界影像被腦子感知到的媒介，而且亞里士多德還推論眼睛後方有三根管子，到頭顱之內會聚在一塊。

> 有個人來求我做手術，說：怎麼做都好，但我沒辦法躺著。我就用個空針為他進行手術把白內障吸出；他根本不需要躺下馬上就重拾視力，可以安心睡覺了。我只需幫他的眼睛包紮幾天。我用這針的本事無人能及。在埃及已經做過好多次了。

—— 奧馬爾・伊本・阿里・毛斯里（Ammar bin Ali al-Mawsili），《眼疾治療寶典》（*Book of Choices in the Teatment of Eye Disease*），約公元1010年

《眼科十條》

胡耐因・伊本・伊斯哈格的傑作《眼科十條》寫道：水晶體是圓形，鞏膜（眼球外層包覆）、動脈和靜脈，視網膜、角膜（虹膜和瞳孔的透明包覆）以及葡萄膜（有色層），還評論說每一個部件都是按照宇宙的和諧而配置起來。他說視覺在五官當中居最高地位，對應於火這個元素，是由火焰、紅熱和光組成。他的詳細描述啟發約公元前1200年的《契瑟姆抄本》（*Cheshm Manuscript*）當中那一幅著名的眼睛插畫（見45頁）。

很多其他伊斯蘭醫生也寫過關於眼睛的書，每一位都將對這器官的認識又再往前推進一步。約公元1010年，阿里・伊本・伊薩（Ali ibn Isa）寫了《眼科記事》（*The Notebook of the Oculists*），裡頭就有超過100種眼疾的描述；這書還成為之後眼科醫師最廣為引述的教材。奧馬爾・伊本・阿里・毛斯里寫了《眼疾治療寶典》，有六個病例是用依他自己的發明治療血內障：把細而真空的針插入眼內，這麼一來就可以把柔軟的白內障吸出。這是個極為成功的手術，如今依然在實施其改良版。13世紀，伊本・納菲斯（Ibn al-Nafis）寫了《實驗眼科精要》（*Experimental Ophthalmology*），其中一部講理論，另一部解釋用於治療眼睛困擾的藥劑要如何製備。

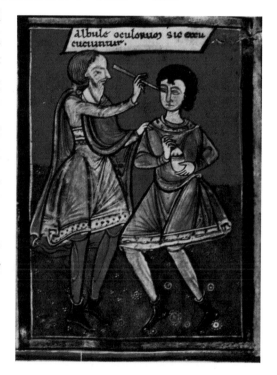

中世紀歐洲的白內障手術：一把刀插入穿過角膜以迫使白內障滑出其封囊而落到眼睛底部。

眼光放遠

　　許多早期文明都發展出各自的護目鏡，用來保護眼睛不受強光傷害，不過英格蘭的修士培根（Roger Bacon）在他1268年寫的《大著作》（*Opus Majus*）首度描寫到用一片厚度不及其半徑的平凸透鏡平放在書頁上可以放大文字。有位駐比薩（Pisa）的道明會修士史匹納（Alexander de Spina, d. 1313）大概是世上第一位想出法子能把透鏡平穩擺放在眼前，也就造出世上最早的眼鏡。當時人們還不能體會這東西的價值，因為能認識字的也沒幾個人，不過，對於終年耗時費力翻譯、抄寫手稿的僧侶來說，真是無價之寶。

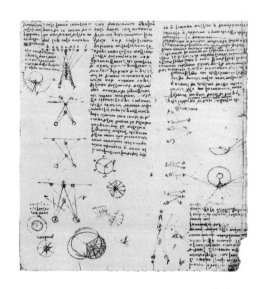

達文西在《筆記》（*Notebooks*）中講解從物體傳到眼睛的光線如何經由折射，成為倒轉影像映在視網膜上。他解剖過好多眼睛，卻沒法弄懂影像怎麼傳到腦。

　　達文西（Leonardo de Vinci，參見63頁）發現視網膜才是視覺器官，而非角膜，並且運用暗箱（camera obscura）講解眼睛的運作方式，也就是在黑盒子或暗室開個小孔或透鏡讓光線穿過而在對面壁上投射反轉影像。1851年荷姆赫茲（Hermann Ludwig Ferdinand von Helmholtz）發明了眼底鏡，讓醫生能直接見到眼睛的底部，看到視神經（optic nerves），正是早期先驅者找都找不到的真正眼腦連繫。

眼科專業的規範

中世紀的醫療界充斥著誇大不實的騙子，眼科領域也不例外。奧圖曼帝國境內，走江湖的眼外科醫生被稱做「燕兒子」，用一把刀進行白內障手術，成功率甚低，大概因為這樣才需要一直換地方執業。伊斯蘭世界裡，醫生要經過考試，如果沒法證明自己能透澈了解胡耐因・伊本・伊斯哈格在《眼科十條》書中描述的眼睛解剖構造，就不能施行眼科手術。巡查員（被稱為muhtasib）會未經通報直接跑來看手術進行，要是沒能符合專業標準就得加以處罰。處罰方式小至鞭笞腳底板，大至被警告到了復生日會被上天懲戒（巡查員也會去檢查店鋪，還有傳說廚子因為販售敗壞的肉品而被丟進自家鍋裡烹了，麵包師傅賣有毒的玉米製品而被扔到烤爐裡去）。

薩雷諾的醫學院 The School of Salerno

地點：義大利，薩雷諾

時間：公元十世紀

領域：解剖學、外科、藥學

汝若欲得健康與精力，應避免沉重的心理負擔，發怒動氣都不好。飲食過量以及酗酒皆免。

—— 米蘭的約翰（John of Milan），《養生訓》（*Regimen Sanitatis Salernitanum*），約12至13世紀

十世紀時，薩雷諾成為世上第一間貨真價實的醫學院，只是因為占了天時與地利之便。位在義大利半島南部，來自希臘、羅馬和阿拉伯地區的醫學知識匯聚一處，前往近東地區的旅客以及十字軍路過在此小歇，他們帶來的書就由鄰近卡西諾山（Monte Cassino）本篤會修道院裡的抄經員翻譯。病人來到這，溫和的氣候助他們恢復元氣，想要治療他們的醫生也跟著前來，薩雷諾出現的醫學院變得十分著名，以致於到了1224年被公認是全世界唯一能取得「醫師」資格的地方。

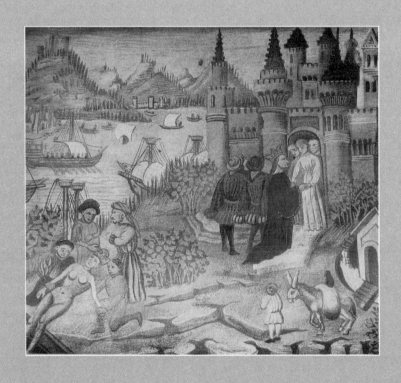

四大學派

黑暗時代的歐洲醫生是在修道院設的醫院裡接受訓練，擔任學徒並研讀由僧侶手抄傳下的教材；可是教會堅持不可為賺錢而行醫，還對可實施的手術設限。本篤會算是最為開明的一派，卡西諾山的修道院早就是個診所暨圖書館。醫學院要到13世紀才真正成立，但有四批學者早在10世紀就開始在薩雷諾有系統地傳授學問：一位猶太拉比，名叫艾利諾斯（Elinus），一希臘人名叫朋士斯（Pontus），一位阿拉伯人名叫阿德雷（Adale），還有一位當地人阿佛諾斯（Alphanus）可能是位僧侶。這或許是個傳說故事，但反映出正是薩雷諾的多元文學氛圍，讓它成了如此獨特的地方，吸引無數醫生前來學習。

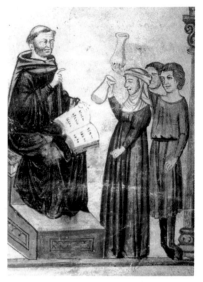

來自非洲的康士坦丁檢驗病患的尿液。用尿來診病可上溯超過6,000年，直追最最初的人類文明。一開始是看其外觀，但到了中世紀，帕拉塞爾蘇斯（Paracelsus）和其他人開始運用蒸餾等技術。

據說，11世紀有位商人名叫來自非洲的康士坦丁（Constantinus Africanus），待在薩雷諾期間生病了，醫生來診治的時候居然沒有要求驗尿，讓他很不滿意。他搭船回迦太基，花三年時間研讀醫學，還搜集了許多醫學著作，然後全都搬到薩雷諾去，以他對於希臘文、拉丁文和阿拉伯文的認識，就能協助修道院裡進行的翻譯工作。這些作品包括很多重要的阿拉伯文獻，之前在歐洲從來沒人見過，對薩雷諾的圖書館真是重大貢獻。

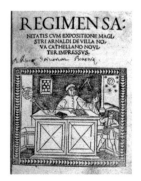

《養生訓》

這本影響深遠的教材，譯成英文就是《薩雷諾學派的健康守則》。書中有842行韻詩，提出關於飲食、動靜、坐臥、呼吸、作夢以及醫療事務等等的意見。據說是諾曼地公爵羅伯特所寫，即征服者威廉的長子，1096年他在薩雷諾過冬，之後又回去治療手臂傷口的感染。這說法令人懷疑，現在學者認為可能是由米蘭的約翰（John of Milan）所寫，即薩雷諾學派的領袖人物。雖然這書是為外行人所寫，卻被受醫師訓練的人當作重要教材，還被抄成數種語言用在別處的學校。

在薩雷諾的學習

隨著薩雷諾的名聲遠播，歐洲各地的學生都來這學習。他們在此學習希波克拉底、蓋倫、亞里士多德還有阿維森納（Avicenna），不受教會監督。課程包括生理學、放血、營養學、藥學以及外科。他們也要學習醫生應有的舉止，問診並為病人檢查、還有醫病關係的行為準則。學校的園圃裡就種著藥用植物，藥劑師會前來指導學生如何製備藥品。一旦通過第一回合的各種測驗，就被授與師傅（Magister）名號，表示他有資格教別人，不過還得進一步學習到更高層次，才能得到醫師頭銜。

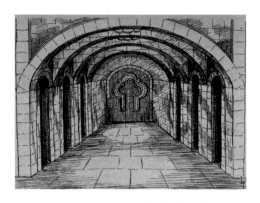

薩雷諾教學醫院的地下室。學校裡用的口語是希臘語，但教材同時有拉丁文及希臘文。

著名的學生包括一位12世紀有名的女性醫生，人稱薩雷諾的特洛塔（Trota of Salerno），寫了好幾本關於女性健康的書：《論婦女病》（*Book on the Conditions of Women*）、《論婦女病治療》（*On Treatments for Women*）以及《論女子美容》（*On Women's Cosmetics*）。她的專長是婦科及產科，而且她的著作裡討論到的題材包括了重建童貞的方法，還有如何修護親吻過度而破皮的嘴唇。

帕馬的羅傑（Roger of Parma）在13世紀初從薩雷諾畢業，1180年寫了一本《外科學》（*Chirurgia*），備受後人推崇。

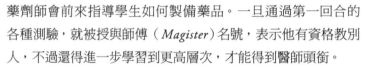

男女雙方都可能「有錯」：女方或許太瘦或太胖，或她的子宮太滑沒法留住男方的種。另一方面，男方的種本身可能太稀薄，或他的睪丸太涼而無法產種。

—— 薩雷諾的特洛塔，《論婦女病》，12世紀

醫學界的中世紀女性

讓女性研讀醫學是薩雷諾的特色。她們可在歐洲各地擔任助產士，或所謂的「聰明女人」，不過要是以醫生為號召的話就會惹上麻煩。一旦沒有大學文憑就不能合法行醫，而大學又不再收女學生，各個醫學領域幾乎都不讓女性涉足。1322年，在巴黎有五名女子被控無照行醫而被送上法庭，而且，雖然有一名還請到八位患者出庭作證，說男性醫師失敗但被這女醫師治好了，五名被告全都被判有罪並逐出教會。

他提倡傷口要用濕敷料，解釋要怎麼再弄斷骨頭以矯正癒合不良的骨折，還寫到如果燒灼或止血劑都無法止血的話就要用止血帶。羅傑後來成為法國南部蒙佩利爾醫學院的校長，並且常被認為是外科的奠基者。

醫學教育的規範

12世紀時，兩西西里國的國王羅伯發布訓令，要求所有醫師都應受過基礎學習然後再到大學讀4年醫學，這是要取得醫學學位的最基本要求。1224年，他的孫子神聖羅馬帝國皇帝弗雷德瑞克二世規定，「除非經過薩雷諾的考試合格，不能行醫。」他還加了至少要有二十一歲而且至少要唸過7年醫學。

歐洲各處通過同樣法律，導致其他醫學院的設立：法國有蒙貝利耶（Montpellier）和巴黎；義大利半島有帕馬（Parma）、帕杜亞（Padua）、波隆那和菲臘拉（Ferrara）；現德國境內有圖賓根（Tübingen）；學程平均要花四到五年。12到13世紀，薩雷諾的醫學院依然是最有名望的學位，但1194年這座城鎮被神聖羅馬帝國皇帝亨利六世洗劫一空之後，就被蒙貝利耶的醫學院取代。無論如何，它還依然持續到19世紀初被法國皇帝拿破崙關閉為止。

理髮師兼外科醫師

很多醫生不願做外科手術，其實是很多地方規定禁止外科手術，就由理髮師兼外科醫師（barber-surgeons）取代其功能，後者是由專業工會從學徒開始訓練起，而不是到醫學院學習。除了理髮和賣藥，他們還會拔牙、接骨、放血。除非危及生命，或病患十分痛苦，例如膀胱結石，才會進行需要把腹部切開的手術。理髮師兼外科醫師有時會在店門外掛一個盛血的桶子或是沾染血漬的繃帶當作活招牌，這就演化成紅白相間條紋的柱子，這傳統如今依然可見。外科醫師的尊稱是「師傅」（Mr.）而非「醫師」（Dr.），至今大不列顛境內還是這麼叫。

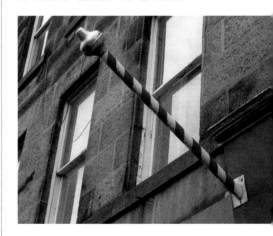

蘇格蘭愛丁堡的傳統紅白條紋理髮師之柱。在美國，這種柱子一般會有紅、白、藍三色條紋。

阿維森納之墓 Avicenna's Tomb

地點：伊朗，哈馬丹（Hamadan）

時間：公元1037

領域：外科、病理學、藥學

> 這位偉大的波斯人依然有巨大影響力，朝聖者經常來造訪他的墓地，其中有許多都是被治癒的病人。
> ——加拿大醫生，奧斯勒（William Osler），1913

所謂的「伊斯蘭黃金時期」，從公元八世紀到十三世紀，波斯半島的哈里發王朝（大略就是今日的伊朗）大力支持研究和學習，出現很多偉大思想家，不過最偉大的一位大概要算是伊本·西那（Ibn Sina），西方人稱為阿維森納。他的著作遍及哲學和數學、詩、天文學、地理學以及心理學，但如今最為人所知的是《治療論》（*Canon of Medicine*），五冊書共有一百萬字。這書很快就成為歐洲各地大學裡所用的標準醫學教材。至於阿拉伯世界，阿維森納取代蓋倫，成為醫學界至高無上的權威。

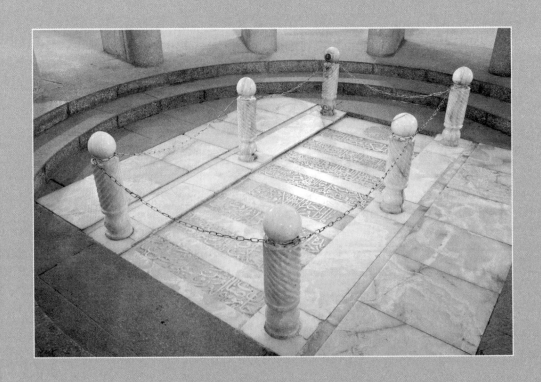

黃金時期

　　這個時期，阿拉伯世界裡有很多走在前端的醫藥科學家。拉齊（Muhammad al-Razi）是10世紀的一位醫生，在巴格達以及德黑蘭附近雷伊（Rey）的「病坊」教學，寫了超過200部的醫學作品，有很多相當具有先見之明。他對麻疹和天花（參見92-95頁）的描述相當準確，還是第一次出現於醫學文獻，而且他還認為發燒或許有助於身體對抗疾病。拉齊死後11年阿維森納才出世，說他這位前輩「好好去查糞驗尿就好了」，著實十分傷人，不過前者的作品在那個時候十分重要。

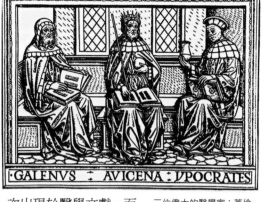

三位偉大的醫學家：蓋倫、阿維森納以及希波克拉底，見於伊朗哈馬丹的阿維森納之墓。這三人生存年代彼此相隔好幾百年，但是對於治療疾病卻有很多看法不謀而合。

　　關於阿維森納的生平，我們所知主要是來自他口述給一位學生的自傳。照他自己所說，從小聰慧過人，不到10歲就能背誦整本《可蘭經》，18歲之前已經成為受人尊敬的醫生。他成功治癒撒馬利亞王朝（Samanid dynasty）國王，得到的報酬就是能一窺皇家圖書館的藏書，裡頭就包括了有亞里士多德、蓋倫和希波克拉底的作品，令他大為振奮。21歲的時候他寫了第一本書，創作不斷又陸續寫出450部著作，其中150部是討論哲學，40部和醫學有關。不穩的政治情勢逼使他成年之後多半在外遊歷，不過有一陣子是待在波斯的伊斯法罕（Isfahan），每週五主持聚會，學者齊聚一堂辯論哲學課題。

　　阿維森納是苦幹實幹的醫生、教師以及作家，但他還有時間和精力去參加宴會，縱情聲色之間。同輩勸他要能潔身自愛，結果他答：「與其細水長流，我情願一生精采而短暫。」

亞里士多德

亞里士多德是公元前四世紀最有影響力的哲學家及科學家，以生物學的著作最富盛名。他曾是柏拉圖的學生，但老師死後他採納科學實證方法檢驗自己提出的論點，這引得宗教主管當局不悅，但十四個世紀之後的阿維森納卻深受吸引。他所描述的四大質：熱、冷、乾、濕，後來應用於體液論。他認為結核病是種傳染疾病，這說法被希波克拉底駁斥，但阿維森納接受此說。蓋倫的解剖學理論若與亞里士多德不合，阿維森納就會支持亞里士多德的立場，而且透過他的著作發揮影響力讓這位顯赫的前輩再度為人們重視。

阿維森納之墓

《治療論》

阿維森納並不是位低調的人，而且他寫這本《治療論》本意就是想要做出一部無所不包的作品，將醫學當成是個完全、統整的題材來教。從1015年至1023年，他花了8年時間達成自己的目標，完成了一部醫學的聖經，在阿拉伯世界取代蓋倫的地位；至少到了17世紀還是歐洲大學的定本教材。五大巨冊包括了有：

> 餐食應包括：(1) 肉，尤其是羊肉、小牛和羔羊；(2) 小麥，不攙雜別的東西，而且是在優良的收成期取得且沒有暴露於傳染病；(3) 適當的甜食（水果）。
>
> ── 阿維森納，《治療論》，1015-23年

- 第一冊：解剖學、生理學、健康與生病的定義、疾病的成因及治療。
- 第二冊：最早的測試新藥之科學方法定義，共有七個關鍵規則，有些還是今日臨床實驗的基礎。
- 第三冊：從頭到腳，21種體內個別器官及系統的病理。
- 第四冊：發燒，會同時影響到身體許多部位的急病；症狀的診斷與預後；小手術。
- 第五冊：製備藥材的手冊，列出760種用藥，述及其用法和功效。

書中的資訊安排得有條不紊，而且阿維森納有很多論點超乎同時代的思想。他說癌症是一種生長快速的腫脹或腫瘤，往往發生在像是肺之類有空洞的器官，然後擴散到其他器官。若小癌能被及早發現並加以摘除，並把周邊血管切掉，他認為這樣就能治癒，但對於後期的癌建議不要治療而採飲食療法。書中還說道，有些病症是如何透過水、土

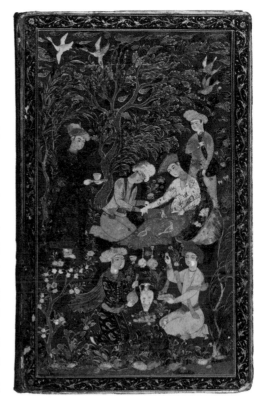

阿維森納所著《治療論》一書的封面，繪出有位醫生正在把脈。他認為脈象會依四種體液交互作用而變化。

壞或蚊子叮咬擴散。他還描述要如何放置口咽管幫助嗆到的人，還建議醫師在萬不得已的情況下使用氣管切開術。他還寫道，為健康著想，應追求運動、飲食與充足睡眠。

阿維森納的遺產

《治療論》是用阿拉伯文寫成，但很快就被譯成許多其他語言，包括拉丁文、德文、法文、波斯文、希伯萊文、中文以及英文。1472至73年間，《治療論》被印成書，成為最受歡迎的醫學教材。它的影響力從16世紀開始衰退，但到18世紀依然有人採用。

阿維森納死於1037年，狀況眾說紛云。他得了腹部絞痛，一天之中自己用芹菜籽灌腸劑弄了八次，還有抗毒劑（一種輕量的鴉片mithridate）。也許僕人把五份用量混入灌腸劑裡而非兩份，導致直腸潰瘍，或是鴉片的劑量錯了，反正他在57歲那年英年早逝。波斯西北部的哈馬丹為他建了一座陵墓，傳統的正方形大墳上個圓頂，刻著摘自《可蘭經》的句子。20世紀中葉，舊的紀念碑上又加蓋了一座帶有紡錘形高塔的雄偉陵墓，紀念阿維森納逝世一千年。

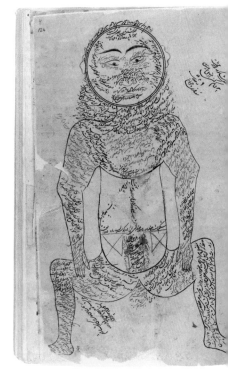

《治療論》書中所繪的肌肉系統。阿維森納認為，經常按摩、冷水浴、運動、睡眠以及飲食，可保持身體強健。

阿維森納測試新藥的準則

- 要得到最準確結果，應在人身上做實驗，而非動物實驗。
- 藥品要純，不要攙有其他物質污染。
- 檢測單一而非複合的病況。
- 應對兩相異病症檢測，了解對不同狀況的效果。
- 藥物的治療力應和病況的嚴重性相關。
- 應留意藥物發揮作用要花多少時間。
- 藥效要一致才能說是治劑。

瘟疫醫師的面具
Plague Doctor's Mask

地點：歐洲和亞洲

時間：十四至十七世紀

領域：流行病學、細菌學

1346年，一種致命的疾病傳到歐洲，接下來7年之間將會殺死百分之六十的人口，並且從根本上改變中世紀的世界觀。法國國王菲利浦六世（Philips VI）將此怪罪於三個行星相合，導致「空中充滿疫癘」，這個所謂的「瘴氣」就成了公認的起因。另有一些人認為瘟疫是神要懲罰人所犯的過錯，因此轉而尋求信仰治療者協助。很多醫生拒絕收治染上瘟疫的病人，至於勇於承擔的那些人，則是採用一種令人毛骨悚然的面罩，看來像個鳥頭，有個不知何用的長喙往前伸，讓醫護人員不會染病。

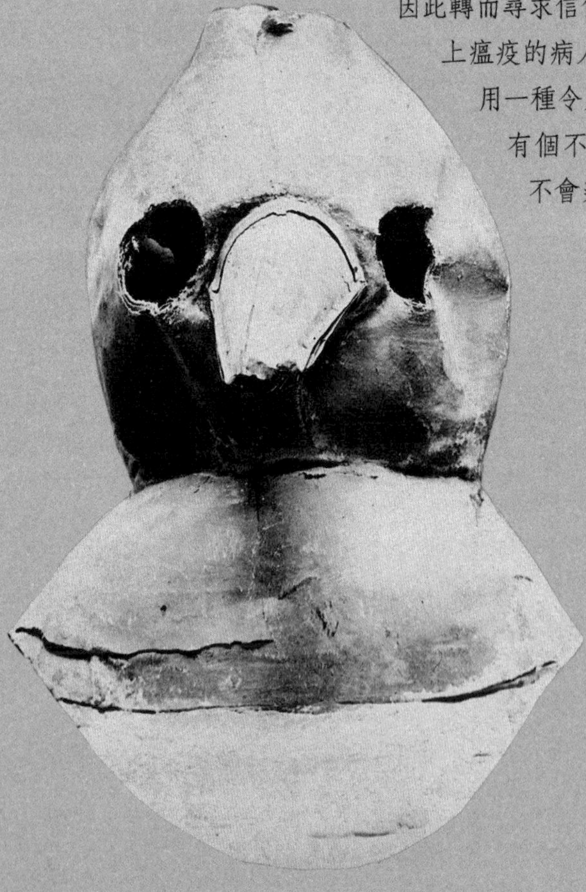

> 最不會造成病患傷害的醫生最受喜愛。然而，不幸的是有些會用水銀讓病人中毒，另一些給患者放血至死……更有甚者，關心自己的利益更重於病患健康。
> ——帕拉塞爾蘇斯，1537

瘟疫的症狀

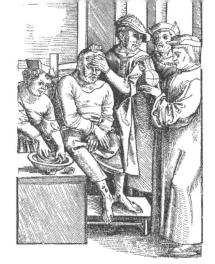

染上瘟疫的人,首先令人注意到的症狀就是腹股溝發炎疼痛,鼠蹊部、腋下或脖子的淋巴結腫脹,如果切開的話會流出血或膿。接下來,患者會發高燒還會吐血,然後皮膚出現黑、紫色的斑點或起紅疹。這種病的致死率高達百分之八十。現在我們曉得這是腺鼠疫(bubonic plague),如果未經治療,即使如今21世紀,其死亡率就和1346年沒有差別。

症狀的樣貌有幾種變化型。有時感染會來到肺臟,導致染病者咳血並出現呼吸問題。這種變異即所謂肺鼠疫(pneumonic plague),會導致百分之九十至九十五的致死率,而且還會藉由打噴嚏傳染。如果病人得的是敗血性鼠疫(septicemic plague),皮膚上出現紫斑,那麼死亡率幾乎是百分之百。這種型式的瘟疫是藉由接觸到爆開的潰瘍傷口傳染。

一直要到十九世紀末,腺鼠疫才被發現是由鼠疫桿菌(*Yersinia pestis*)引起,會阻塞染病跳蚤的消化道。跳蚤餓得發慌一直要叮咬宿主,多半是鼠類。由於腸胃道阻塞不通而又把血吐出,結果鼠也被感染。大量鼠類宿主因此死亡,跳蚤又轉移陣地換到別的宿主身上,例如像是人,貓、狗、牛和驢之類的家畜,如此反覆循環。這疾病可由人傳人,但最常見的途徑還是透過跳蚤叮咬。中世紀那時,人們不知病從何而來也不曉得要怎麼對抗,醫生束手無策導致對整個醫療專業失去信心。

十四世紀的瘟疫被稱做「黑死病」(Black Death),因為其特徵為鼠蹊部淋巴會發黑,而且可能會在患者全身皮膚爆發這種黑色的斑塊或爛瘡。

一幅跳蚤的畫像,虎克(Robert Hooke)透過顯微鏡觀察(參見83頁),發表於1665年出版的《顯微圖譜》(*Micrgraphia*)。

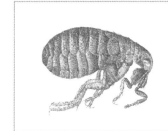

溫暖氣候的疾病

若干線索有助於中世紀的人們認識這病,前提是要曉得應該觀察什麼。首先,這是種病好發於溫暖的季節,因為跳蚤在冬天會降回原本數量。在英格蘭,鼠疫傳來之前,冬季那幾個月的死亡率最高,那時是以空氣傳送的病症最盛,但1348年之後死亡率最高是七月到九月。若將鼠疫的爆發繪製成圖表,就會發現如果以船傳播的話每天約40公里,靠陸路的話則是每天2公里,而且如果受到感染的船隻入港,要花23天才會有第一個鼠疫死亡的人類病歷出現,對應於鼠疫桿菌殺死當地原生鼠類然後感染人類宿主所需時間。

查士丁尼朝的鼠疫

首度有記載的腺鼠疫案例，發生在公元541-542年。疫情似乎是從中國開始爆發，然後沿著貿易路線來到北非，陸路和海路並進。羅馬帝國的百姓從埃及輸入大量穀物，而且這些穀物都是儲藏在大桶子裡，剛好成了鼠輩的繁殖場。很快地君士坦丁堡（即今日土耳其的伊斯坦堡）就發生鼠疫大流行，最盛之時一天就奪走5,000條人命（據當時的歷史學家普羅科庇烏斯〔Procopius〕所說，高達10,000人）。這病從這再傳入伊斯蘭統治區，並往西傳入歐洲。

羅馬帝國的皇帝查士丁尼（Justinian）對於疫情爆發毫無一絲同情心。農民因病倒下，農產品價格飛漲，但他堅持人民要按同樣的稅率上繳，以支持龐大軍隊。他甚至還下令如果有人死了，鄰居就要負責其財產，除了自己那一份還得為此多交稅金。照普羅科庇烏斯記載，查士丁尼自己也染上鼠疫，但運氣很好成了少數還能倖存的病患。歐亞各處加起來，514至750年之間差不多死了5千萬人，許多歷史學家認為這場以查士丁尼為名的瘟疫造成羅馬帝國衰弱，最終覆亡。

長久以來中世紀歐洲四百多年的鼠疫一直被認為是由黑鼠（*Rattus rattus*）引起，但現代研究認為一種亞洲沙鼠可能也帶有鼠疫桿菌，而且也可能發生人對人的傳染。

黑死病

1320年代末，蒙古爆發瘟疫並沿著通往黑海的貿易路線往

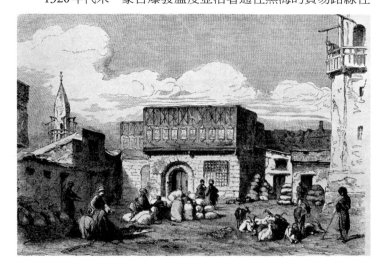

埃及開羅的市場。1340年代，新的大型船隻定期航行於貿易路線，而且很多國家開始進口農產品而不圖自力生產。但貿易船開到哪，瘟疫就跟著傳到哪。

西傳。到黑海之後疫情持續進入南歐及中東，1347年抵達埃及的亞力山卓城，1348年到英格蘭，1349年傳到挪威，1351年到俄羅斯。當時的記載描寫到街上屍骸橫陳，墓園的集體墳場容納不下滿溢而出。據估計，單在法國巴黎一地，100,000居民去其半數，而在義大義威尼斯，還有德意志的漢堡以及不來梅，死者多達六成。人們四散逃難想要避免染病，然而其實是帶著病菌跑，瘟疫快速傳播開來。最可怕的在於沒人知道原因，也沒人曉得應該怎麼避免染病。

黑死病的通俗療法

藥劑師販售各種對抗鼠疫的製劑。各地的抗鼠疫藥品不盡相同，但最普遍的一種是將金盞花和烤蛋殼放入麥酒溫熱服用。相傳法國馬賽有四個賊被捉到掠奪死人財物，為求從輕發落寧願提供避免染上瘟疫的方法。他們說是用一種藥草醋淨身，即後來我們說的馬賽醋。有的人宣稱是因為隨身帶著花束驅散「瘴氣」，還有各種數也數不清的護身符、符咒以及咒語可供一試。

法國國王菲利浦六世請巴黎大學組成一個調查團研究其成因，他們得出的結論是說有三顆行星合於兇位，再加上地震將地裡的惡毒之氣釋出，還有風暴把毒素擴散開來。無助的百姓要找人頂罪，所以在街頭閒晃的乞丐、雲遊的修道士或朝聖者都可能受到攻擊。麻瘋病人（參見42頁）特別受到歧視，因為他們身上冒出的瘡會被以為是和鼠疫有關。還有人把矛頭指向猶太人、吉卜賽人以及其他外來者，認為是這些人把病帶來傳給別人。在德國和法國境內，猶太人被控在水井裡下毒導致瘟疫，即使教會呼籲別再發動攻擊，1349年二月在史特拉斯堡（Strasbourg）就有2,000名猶太人遇害。在巴塞爾（Basel）有更多猶太人被燒死，而且到了年底梅因茲（Mainz）和科隆（Cologne）的猶太人口都已被掃除。從疫區港口來的船隻到了威尼斯，得要隔離40天，隔離檢疫這個字的義大利文

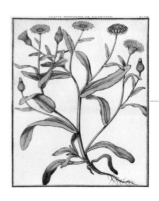

據說大金盞花（marigolds, *Calendula officinalis*）的花朵乾燥之後可把頭裡不好的體液吸出。

1374年，萊茵河地區出現一種狂熱的舞蹈教派，認為連日跳舞並且讓別人踐踏他們的身體就可以讓流行病停下來……傳到科隆的時候已有500人之眾，半裸著身子，髮間插著花朵，像著魔一般跳著舞。有關當局認為這些人構成威脅，處以除去教籍逐出教會的懲罰。

—— 阿諾德（Catharine Arnold），《大墳場：倫敦與它的逝者》（*Necropolis: London and its Dead*），2006

quarantina就是「一段40天的時間」。至少，如此措施可能有
助於減緩疾病傳播。

> **手臂或大腿或身上任何其他部位出現黑或
> 紫色斑塊，有時是少數幾個大的，有時是
> 很多小的。這些斑塊根本就是死亡的標記。**
> —— 薄伽丘（Giovanni Boccaccio），《十日譚》
> （*The Decameron*），1348-53

瘟疫醫生

　　各地城鎮拚著命要找醫師來治療染上
瘟疫的病患，也願意為此付出優渥報酬。
1348年，義大利的奧維耶托（Orvieto）用每
年200個佛羅倫斯金幣的代價請來安傑羅
（Matteo fu Angelo），是行情價的四倍之多。
除了要治療病患，瘟疫醫生還得負責記錄死
者，為遺囑做見證，有些時候還得傳授若干
道德訓示—— 舉例來說，勸誡那些為求自
保而把家人棄之不顧的傢伙。

　　有些瘟疫醫生是理髮師兼外科醫師，還
有些根本沒受過醫學訓練，但這並不妨礙他
們治療。一般的意見都認為應該把發腫的鼠
蹊部淋巴結割開，放出蓄積不通的體液，並
在傷口上敷藥。在查士丁尼王朝那個年代，
是要用燒沸的油來處理傷口，這做法往往讓
患者當場一命嗚呼。或者，會將蛙及蛭放在
傷口來吸除體液，或是使用傳統的放血法。
有些人提倡要用水銀覆在患者身上然後放入
烤爐裡，這方法幾乎可肯定是會致命的，還
有另一些人是用強效瀉藥以排空消化系統。

　　並不是所有「療法」都這麼極端。
16世紀的「預言家」諾斯特拉達姆士

瘟疫醫生的裝扮

瘟疫醫生都很想避免任何污染物沾到
自己皮膚，這道理可以想見。1619
年，洛莫（Charles de Lorme）設計出一
套服裝，有上了蠟的長袍加上長靴和
長手套，再加上像鳥一樣的面具有個
長喙在前，裡頭塞滿用藥草薰過的麥
桿用來濾除瘴氣。常被選用的有龍涎
香、薄荷、樟腦、丁香和香蜂草。鼠
疫醫生用根棍子檢查病患而不直接碰
觸。這套服裝之後被義大利即興喜劇
的演員採用，每年威尼斯狂歡節的時
候又會重現。

瘟疫醫生的死亡率相當高，因為他們那可怕
的面具和服裝根本無法提供防護避免感染。

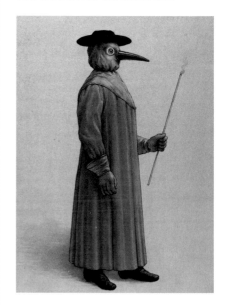

（Nostradamus，原名Michel de Nostredame）就曾經擔任過瘟疫醫生的工作；他並不相信放血那套，反而是建議一些比較普通的治療方式，像是空氣流通、水源清淨、玫瑰果做成的果汁，並且要迅速移走受到感染的死屍。瑞士德語區的鍊金術士帕拉塞爾蘇斯（Paracelsus，原名Philip Bombast von Hohenheim）也做過瘟疫醫生，而且據說他還在施泰辛（Sterzing）治癒好多患者，方法是餵他們麵包做成的小丸劑，以及少許病人自己的排洩物。

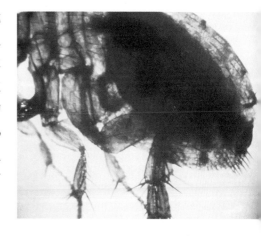

印度鼠蚤（oriental rat flea, *Xenopsylla cheopis*）身上帶有一大堆的鼠疫桿菌。每年全球各地依然會診斷出成千上萬的鼠疫病患。

17世紀到21世紀

14世紀的黑死病，依然是史上最慘烈的瘟疫大流行。這傳染病一直無法斷絕，到了17世紀又出現幾次特別嚴重的疫情。從1628至1631年，法國和義大利各自在流行病盛行期間損失上百萬人口，而1665年的倫敦大瘟疫奪走100,000人性命，占當時人口的四分之一。所謂第三波腺鼠疫大流行是在19世紀中葉襲擊中國，造成大量死亡，而且光是在印度就高達一千萬人。美國首次爆發鼠疫，是在1900-1904年間出現在三藩市（San Francisco）的流行，三不五時依然會有病例出現，尤其是在美國西部。

1894年，耶爾森（Alexandre Yersin）在香港分離出1865年起引發中國鼠疫的病原體，即以他的名字來命名為耶氏桿菌（*Yersinia pestis*）。1898年，西蒙（Paul-Louis Simond）在喀拉蚩（Karachi，現巴基斯坦境內）發現此症的主要帶原者是褐鼠身上的鼠蚤。到這個階段，病原論已取代瘴氣論，而且20世紀又會有抗生素對抗鼠疫。醫療專業在14世紀的歐洲沒法尋得鼠疫療法而聲名掃地，得要花上幾乎相同的時間才又重獲眾人信任。

本城變得好不健康，沒法在這活過兩天。

── 佩皮斯（Samuel Pepys），《日記》（*Diary*），倫敦，1665

人體構造論
De Humani Corporis Fabrica

地點：義大利‧帕杜亞

時間：1543

領域：解剖學

對於人體解剖的禁令，使得解剖學研究好幾個世紀都難以有所進展，然而隨著科學探究的精神成為文藝復興時期的特色，又再度獲得教會當權者同意，不過嚴格限制其場合。在歐洲，蓋倫的著作依然被奉為圭臬，膽敢提出批評或糾正的人就是踏入險境，但帕杜亞大學（Padua University）的剖解暨外科教授，出身比利時弗朗德斯（Flemish）的維薩里（Andreas Vesalius）卻有備而來甘冒此風險。藉由公開的解剖示範，還有他那幾本配有非凡插圖的書，大幅提升人類解剖學的知識。

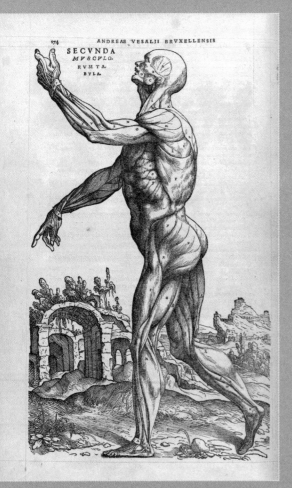

> 雖然你對這些東西有所喜愛，肚子卻可能要受不了，而且就算這麼說也不能阻止你，夜裡要陪這些被大卸八塊、剝了皮的屍體為伴恐怕也要心生恐懼，裏足不前。
> ——達文西，《筆記》，約1510年

殺人兇手的命運

公元前200年左右，在埃及的亞力山卓城，托勒密一世允許解剖（dissection）人體，尤其是罪犯的遺體。希羅菲盧斯（Herophilus）和埃拉西斯特拉圖斯（Erasistratus）這兩位有名的人物，就在那間著名的醫學院得到許多重大發現。希羅菲盧斯被很多人認定是解剖這門科學的奠基者，但有人說他對高達600位囚犯實施活體解剖，使得這個稱號沾上污點。後來在歐洲，基督教會禁止人體解剖，而且在伊斯蘭世界也成了禁忌。這就能解釋為什麼蓋倫做的解剖工作全都是以動物為對象。另一方面，西藏地區在人死後要進行儀式實施天葬，如此得來的解剖學知識對中國和印度的醫學都有所助益。

到了14世紀初，義大利波隆那大學有位教師，名叫蒙迪諾（Mondino de Luzzi），得到梵蒂岡同意進行自從希羅菲盧斯之後的第一次公開人體解剖。依據當時人們的描述，他坐在高腳椅上對聽眾講解解剖過程，而有位助手實際操刀切割，另一位助手指出目前談論到的人體構造。蒙迪諾出了書，名為《解剖學》（Anatomia），毫不懷疑地接納蓋倫的觀點以及錯誤觀念，不過已為之後的解剖學家打開一條路。

被教皇李奧十世下令停止之前，達文西差不多解剖過30個人。他所畫的750幅解剖圖，大部分來說都相當準確，不過在他生前這些圖一張都沒有公開出版，因為害怕會被禁。幾十

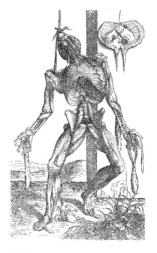

對一名絞刑罪犯進行解剖，係維薩里1543出的《人體構造論》書中所繪，圖中顯示出手臂和腳的肌肉位置及其起點。

達文西《筆記》的其中一頁，繪出腹部的血管。他的鏡像書寫十分有名，可以從紙頁右側往左側寫過去。

達文西

達文西是位藝術家、雕塑家、工程師以及典型的文藝復興人，他很想了解人體是如何構成如何運作。1506年，他解剖了一位剛剛才在他面前安祥離世的百歲人瑞身體。他畫的人體解剖圖走在時代前端，看出心臟和肺是血液系統的核心。他首度繪出詳細的脊椎圖像，還仔細繪製肝硬化以及動脈硬化的狀況。他還發明新的畫畫技術，用以顯示橫剖切面以及多重視角。他的畫留給子孫，讓那時的好幾位藝術家可以一窺堂奧，不過如果能夠在那時就出版的話，一定會對解剖學研究帶來一大助益。

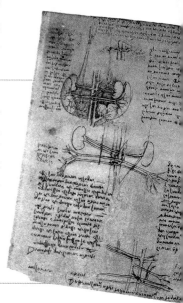

年之後，維薩里得到一位帕杜亞的法官協助進行解剖研究，後者在1539年下令行刑之後的罪犯屍體應能讓他運用，也可以拿去公開印刷發行（大約從1455年開始），這就表示維薩里的研究成果可以在歐洲各地迅速流通。

《人體構造論》

屍體只能在死後3或4天解剖，趕在腐敗的氣味變得難以忍受之前進行。溫暖或潮濕的氣候下屍體腐壞得更快，因此冬季幾個月最適合進行大體解剖。維薩里喜歡自己動刀，直接觀察學習而不要只接受行之有年的觀念，這就讓他和蓋倫的模型在好幾個關鍵之處有所衝突：

- 維薩里闡明骨骼系統是身體的架子，並檢驗不同骨骼的質地與強度。他發現胸骨可分成三塊而不是蓋倫所提的七塊，而且下顎是一整塊骨頭而非兩塊，不過他解釋說會出現這些差異是由於蓋倫是用動物為範本。

- 他描述靜脈和動脈系統就好像是「主幹細分叉成為樹枝再分叉成為細枝條的樹一樣」，還列出超過600條血管。他並不相信蓋倫所說在心臟有一個多孔薄膜，不過也沒能找到他另外提出的那些「孔洞」。

- 他把大腦還有神經系統定為思想與情緒中樞，並非亞里士多德所認為是以心臟為中樞，並且讓大家見到神經是發自腦，還能傳送感覺到肌肉。

- 他描述消化和排尿系統，包括肝和膽，並讓世人了解腎臟除了過濾尿液也過濾血液。

對頁：維薩里指導出版商，說他畫的圖「並不像一般教科書裡普通的插圖那樣只簡單描出外形，而是擁有適當的圖畫品質。」

維薩里認為解剖有助於判定最佳放血位置，而且他鼓勵醫生要自己多多觀察。

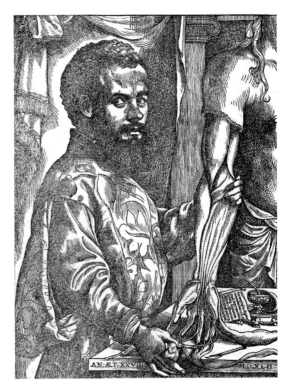

不過，維薩里並沒有闖入會讓基督教會不高興的領域，因此他並沒有針對心臟就是靈魂寶座的理論做出什麼結論。即使如此，批評者還是因他違背蓋倫的說法而被嚇壞了，蓋倫被大家認為是不可能出錯的。有人說一定是因為自從蓋倫以來，人體已經發生過若干變化，才會出現維薩里所發現的這些差異之處，因為顯然偉大的蓋倫不可能出錯。

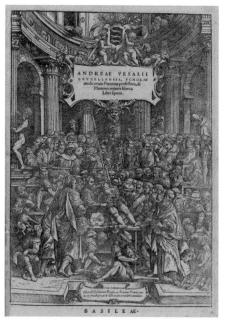

理髮師與盜墓者

維薩里出版《人體構造論》的時候才 28 歲，書中有 273 幅圖是由提香（Titian）的繪畫學院裡的藝術家所繪製；他親自前往印刷廠監督以確保品質，而且是由瑞士著名的印刷家奧珀林烏斯（Johannes Oporinus）負責承印。馬上這書就在歐洲各地廣為流傳，備受讚譽。他還被任命為神聖羅馬帝國皇帝查理五世的宮廷御醫，可是其他醫生同行瞧不起、嘲笑他是「理髮師」。有位對手還散布謠言，說他之前做過活體解剖，因而被罰要到聖地朝聖做為苦修。是沒錯，他真的有去聖地一趟，並且在回程的路上過世，不過學者都不同意是去苦修的說法。無論如何，這正展現出維薩里出版這部作品是踏到什麼碰不得的領域了。

整個 17 及 18 世紀，只有得到認證的解剖學家才能進行人體解剖，而且僅限於少數

曾經做過人體解剖或研究過許多屍體的人，至少學會懷疑，然而對於解剖學沒有認識也不願去看看的人，根本不知道要去質疑。

—— 義大利解剖學家莫爾加尼（Giovanni Battista Morgagni），《書信集》（Letters），1761

屍體剖檢

人類解剖學的研究，就能夠看出疾病如何改變內臟器官，並因而確立死因。1302 年，義大利波隆那有位檢察官就要求進行解剖，以明瞭他正在調查一件案子的「死因」，到 15 世紀，佛羅倫斯人貝尼維尼（Antonio Benivieni）就曾做過 15 次司法剖檢。莫爾加尼 1761 年出版的《論疾病成因及作用》（On the Seats and Causes of Diseases）就把他觀察 700 位不同屍體的結果加以比較，而到了十九世紀初，馮・羅基坦斯基（Carl von Rokitansky）每天進行兩次剖檢，每週七天，如此超過 45 年，發展出一套如今已能被大眾普遍接受的作法。

狀況。可用的大體缺乏，使得哈維（William Harvey，參見72-75頁）在自己父親和妹妹死後加以解剖，而且供應死屍給醫學院解剖之用成了一個蓬勃發展的市場。這就導致盜墓行為，1828年，蘇格蘭的愛丁堡就發生駭人聽聞的事件，伯克和哈瑞殺害16人好將他們的屍體出售供人解剖。到了21世紀，某些醫學院裡電腦模型逐漸取代解剖成了教導解剖學的一種方法，然而許多人說還是動手做的方式比較好。

乳癌的徵兆

米開朗基羅為佛羅倫斯梅迪奇家族（Medici）墓園所雕的《夜》（*Notte*）女像，有個怪異的畸形左乳。有些人解釋說，米開朗基羅是一位男同性戀者，可能對於女性的身體不夠熟悉，但是可能在修道院裡解剖過好幾個女屍。腫瘤學家指出，乳頭旁的凸塊與腫瘤相符，並且推測米開朗基羅刻畫了一位晚期乳癌（breast cancer）患者，忠實呈現出他所見到的狀況。

文藝復興藝術品裡的人體解剖學

文藝復興之前好幾個世紀，裸體被認為下流不體面，只能穿上衣服呈現在大眾面前，然而14世紀在佛羅倫斯開始的偉大文化盛景，導致人們對於古典希臘的雕塑重新燃起興趣，其中有很多都是赤身裸體的作品。希臘人崇尚人體的力與美，相信那是依照眾神的形像所造。隨著文藝復興時期的藝術家又再轉而重視裸體題材，已有新的解剖研究成果幫忙，而且藝術家去觀察甚至自己動手進行人體解剖，成了合情合理之事。

依據文藝復興時期的編年史家瓦薩里（Giorgio Vasari）所記載，波拉約洛（Antonio Pollaiuolo）是「第一位把人體剝去外皮以研究肌肉，並以更加現代的方法理解裸體。」他的刻版作品《裸男之戰》（*Battle of the Nude Man*）大約完成於1465-67年間，強調圖中人物的健壯肌肉線線。有好些藝術家都有剝去外皮且將肌肉扯開的習作，似乎足以證明他們曾經參加過人體解剖。

文藝復興時代最有名的裸體像，毫無疑問應該是米開朗基羅（Michelangelo）的《大衛》（*David*）雕像，這座高達5.2公尺的大理石人像是他在1501至1504年之間所作。米開朗基羅從18歲就開始進行人體解剖，這都多虧佛羅倫斯聖神修院（Santo Spirito）的院長提供下葬前的屍體讓他

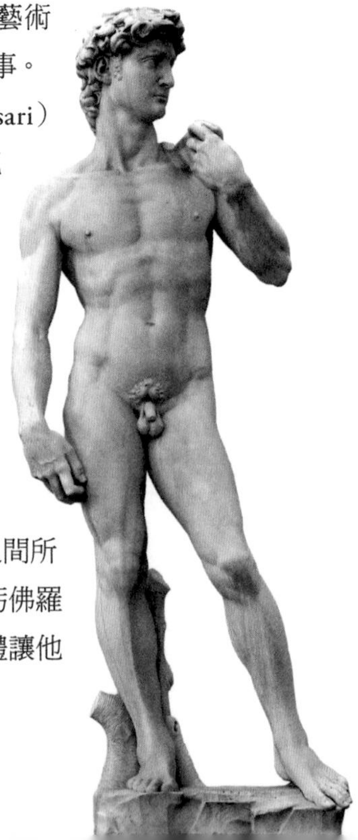

米開朗基羅的《大衛》雕像（1501-1504），展現出他對於大肌群十分了解。

運用，他所做的雕像在解剖學上正確無誤，正是這些研究的成果。學者只能點出少許幾個錯處。《大衛》的後背中央空了而沒有凸出，不過米開朗基羅解釋說那是因為用的那塊大理石原材不夠。大衛的雙手，尤其是右手，異常地巨大，然而生殖器很小，不過這部分是因為米開朗基羅設想的是一位戰鬥中處於緊繃狀態的男子。雖然大衛是猶太人，不過雕像的包皮並沒有割。

《杜爾博士的解剖課》

到了17世紀，在新教國家，比如像是荷蘭，公開的人體解剖已成為眾所愛看的奇觀，人們可以付錢入場參觀。現場還有點心供應，整件事被當作是娛樂一類的活動。

差不多每隔五年，阿姆斯特丹的外科醫生公會就要找人繪製五位頂尖醫師的畫像，1632年，年紀輕輕的林布蘭就獲委託，要畫出一名持械搶匪被解剖的場面。林布蘭改變這類作品的一般習慣，讓屍體以基督一般的姿勢躺著並且繪出全身，而醫生圍在旁邊。幾位醫生的大名就列在後頭那人手裡拿的那張紙上。阿姆斯特丹外科醫生公會的講師杜爾博士，在圖中正在展示左臂的屈肌，但是他手中並沒有拿著切割用具，因為他並不是自己動刀切割屍體。這幅圖畫得正確無誤備受讚譽，不過，事實上外科醫生絕對會在解剖四肢之前先把胸腔打開，因為內臟要比肌肉更快腐敗。2006年荷蘭的研究人員用一具實在的屍體重現這個場景，發現肌腱的呈現有幾處不符。圖中角落處有一本維薩里寫的教科書，他才是解剖圖的第一位大師。

林布蘭（Rembrandt van Rijn）畫作《杜爾博士的解剖課》（*The Anatomy Lesson of Dr. Nicolaes Tulp*, 1632），圖中的主角是金德（Aris Kindt）的屍身，這位持械搶劫的大盜在當天早上才被絞刑處死。

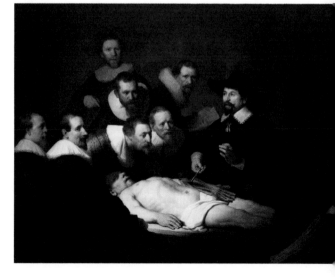

聖托里奧的測溫器
Santorio Santorio's Thermoscope

地點：義大利‧帕杜亞

時間：1612

領域：生理學

雖然16世紀和17世紀初期的醫生依然緊緊依循希波克拉底和蓋倫所提出的體液論，科學家也開始運用實徵方法來評估疾病與健康。不過，沒有人像聖托里奧那樣，把這項挑戰當成是自己的事，為了弄懂人體代謝，不管是吃的喝的還是排出的糞尿都要經過秤重，一做就是30年。他還設計出好些器材進行更進一步的研究，但如今最為人們熟知的應該算是測溫器。

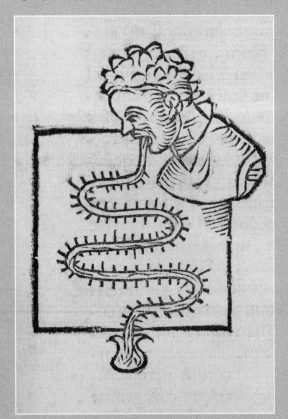

患者用手握住玻璃球，或是對著集氣斗呼氣，或把玻璃球放進嘴裡含著，這麼一來我們就能看出病況是好轉了還是變得更嚴重，如此就不會弄錯治療或預後。
—— 聖托里奧，《醫療統計法》
(*Medicina Statica*)，1614

發燒簡史

　　自古以來，熱就被用來治療各種疾病，像是皮膚出狀況或水腫。不同文化都會指明要泡熱水、蒸氣浴還有躺在烤爐般的環境裡，不論美洲印第安人、中國或古埃及人都是如此。希波克拉底認為熱會把敗壞的體液抽走，還說「如果我有辦法讓人發燒發熱，那就能治好一切病症了。」到了聖托里奧的時代，還是以為體溫會依據環境而變，而且沒人有辦法測量體溫。

　　聖托里奧擔任帕杜亞的醫學理論教授的時候，就設法依據機械原理來解說人體運作，為了達成這個目標，他發明各種方法測量不同的現象，以大量的統計學研究來加以評估。他之前曾在威尼斯待過，認識了偉大的科學家、天文學家暨發明家伽利略（Galileo Galilei）還有他那一幫博學的朋友。伽利略之前就曾經利用水和空氣的熱脹冷縮造了一個「測溫器」，是在一個裝滿水的容器內放入不同重量的小玻璃球。隨著水溫變化，有些玻璃球會下沉而另一些依然保持飄浮狀態，浮著的最低一個玻璃球上的數字就表示水溫。

　　聖托里奧借用伽利略的原理，應用到一個上頭具有量尺刻度的管子，可插入患者嘴巴或用手握住，藉以測量體溫。如此一來，他首度發現人類的體溫有個正常範圍。他並不知

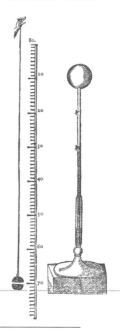

聖托里奧的計脈器（pulsilogium，下圖左）說不定是醫學史上第一個用來測量生理數據的器材。他的測溫器（下圖右）相當原始，不過絕對是劃時代的發明。

聖托里奧的發明

除了改良測溫器，聖托里奧也發明了一個用來測風速的儀器，測水流強度的器材，還有用來移除膀胱結石的設備，用來抽乾腔中液體的穿刺套管，以及測量脈搏的計脈器。和他的測溫器一樣，這計脈器是依據伽利略的發明加以改良，把一個小擺鎚固定在量尺上製成。伽利略已證明，藉由壓住弦而讓擺鎚的振盪頻率與患者脈搏相同，就能得到一個數值化的估計值。聖托里奧把鉛球繫在絃線末端做出一個更靈敏的樣本，能夠測量到脈搏速率的微小差異，此外別無它法能夠查覺，不過當時並沒有人了解這東西有何用處。

道這知識要如何運用於治療病患，但他的貢獻並不因此而稍減。

《醫療統計法》

聖托里奧大部分的工作都花在收集醫療統計資料，直到1614年他把成果集結成書發表，名為《醫療統計法》（*Ars de statica midicina*）。裡頭包括之前30年他的身體機能記錄。他還設計了一個秤重座椅，基本上就是個懸在吊臂上的平臺，藉此量體重、食物和飲料、還有排洩物。藉用這套儀器，他發現每攝取3.6公斤的食物，只排洩其中1.4公斤，他解釋這是透過「感覺不到的排汗」（perspiratio insensibilis）而從身體流失，這是順著蓋倫對於皮膚流汗的定義而來。

聖托里奧對醫學最大的影響，應該算是把物理學、化學以及數學的理論應用到人體。他認為身體就像是個時鐘，由各個尺寸與位置不同的部件組成，一起工作，這理論已偏離蓋倫的觀點。他的著作在當時並沒有受到太多支持，物理學家波以耳（Robert Boyle）在17世紀寫道：測溫器是個「無關緊要的玩意，沒必要太認真。」一直要過了好幾個世紀之後，醫生才完全懂得評斷健康和生病的人時，測量生命徵候有多麼重要。

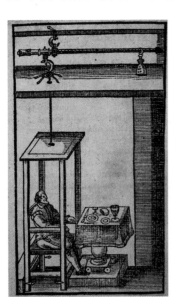

聖托里奧設計的秤重座椅。他將人生奉獻於量化實驗，致力於解釋人體如何運作。

溫度計的發展

好些18世紀的醫生開始幫他們的病患量體溫，包括像是荷蘭萊登（Leiden）的布爾哈夫（Hermann Boerhaave），維也納醫學院創始人凡·斯維頓（Gerard van Swieten），以及荷蘭海牙（Hague）的德·哈恩（Anton de Haen）。他們發現體溫可用來描繪出疾病的進程，但少有其他醫生同意這說法。那時的溫度計（thermometers）相當笨重、難用，花很久時間才能取得讀數，一直要到1867年，奧爾巴特（Thomas Clifford Albutt）製造出一個15公分的溫度計，可在5分鐘之內量出溫度數值。

那時普遍的看法還是認為發燒是件好事，因為高溫有助於治癒疾病，一直要到1777年，愛丁堡的醫師卡倫（William Cullen）提出發燒是由於自然代謝受到抑制，應該要讓身體發熱的病患降溫。在能退燒的藥物出現之前，降低體溫的方法包括了有：冷水浴、冷敷、甚至是雪或冰。直到19世紀才了解感染和發燒有關，這都要感謝溫德利希（Carl Wunderlich）出版了《疾病與體溫》（*The Temperature in Disease*）一書，從25,000位病人的病歷歸納出心得，並介紹體溫表的運用法。

到了21世紀，量體溫已成為標準程序，而且和脈搏、呼吸頻率以及血壓一起名列四大生命徵象。正常的體溫大概是36.5到37.2℃，只要超過37.2℃就被認為是發燒，而低於35℃則被認為是體溫過低。

> 體溫可做精準測量，少有其他身體現象具備如此好處。體溫也無法造假或弄錯。光是從體溫的變化我們就可以下結論，一定是身體系統出現某種干擾現象。
> ——溫德利希，《疾病與體溫》，1871

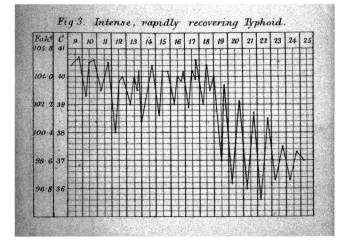

體溫表，由溫德利希引進使用，他在1850-71年間擔任萊比錫大學醫院的醫學主任。他的溫度計長達30公分，測量病患的體溫要花20分鐘。

哈維的血液循環圖
Harvey's Diagram of Blood Circulation

位置：英格蘭·倫敦

日期：1616-28

領域：解剖學

〔哈維〕在答辯時的表現無懈可擊，展現出純熟技術與博學強記，大幅超越審查官對他的最高期望。

—— 義大利解剖學家，法布里休斯（Hieronymus Fabricius），1602

十七世紀之初，與1400年前羅馬時代蓋倫的著作相比，心血管系統的理論少有什麼進展。有幾個人曾經試圖要和蓋倫的發現唱反調，卻惹上被控為異端的風險；1553年，西班牙醫生賽韋特斯（Michael Servetus）因為寫了《基督本性的重建》（*Christianismi Resitutio*）一書而被處以火刑，他在書裡正確無誤地描述肺循環。這事件之後五十年，哈維開始進行動物解剖及各種實驗，讓他首度描述心臟如何輸送血液循環全身；但他相當識時務，在能用堅強的實徵證據支持自己理論之前，小心翼翼並不揭露他的發現。

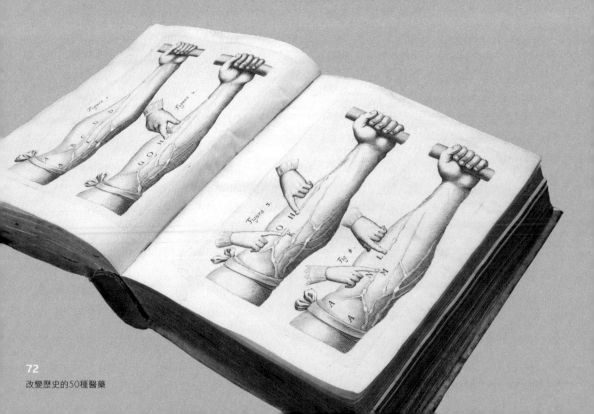

從蓋倫到哈維

一直到十七世紀，醫生都相信有兩套分離的血液系統：所謂「天然」的系統是靜脈血，由肝臟製造每天消耗，還有動脈血與精氣的「活力」系統是從心臟出發，分送熱量與生命力。蓋倫當時教導大家動脈吸入空氣並排出蒸氣，肺的動作會冷卻被心臟加熱的血液。

1242年，阿拉伯的醫生伊本・納菲斯（Ibn al-Nafis）提出不同意見，他說血在肺臟收吸空氣然後帶回心臟右半部，接著才被送出循環全身。達文西解剖牛和豬畫了很多素描，繪出心臟是由肌肉組成而且分成四個空間，他還指出左心室收縮造成手腕的脈搏。十六世紀的解剖學家迪布瓦（Jacques Dubois）首先發現靜脈瓣膜，但因為他是蓋倫理論的忠實信徒，沒法對此提出解釋。

哈維（1578 - 1657）在帕杜亞大學讀過書，受教於著名的解剖學家法布里休斯，他比上述那些人更有辦法活用那些發現。法布里休斯發現，靜脈內的瓣膜只能單向運作，卻想不通如此作用的目的何在。從帕杜亞畢業之後14年，哈維將在倫敦內科醫師協會的一場演講當中提出解釋。

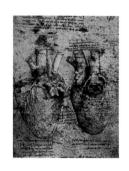

達文西所繪心臟及其血管，約1510年。他注意到血液的渦流造成心臟瓣膜開闔，領先同時代的眾人。

《心血運動論》

1609年哈維成為倫敦聖巴塞洛繆醫院（St. Bartholomew's Hospital）的主治醫師，六年之後，被任命為內科醫師協會的「盧利講座教授」（Lumleian Lecturer）。他的任務是要豐富解剖學知識，而且他還做了一系列公開解剖展示，許多還是用活體動物，其間發展出1616年要對同行宣布的石破天驚理論。又過了12年，這些演講的內容才得以在1628年編輯成冊出版，名為《關於動物心臟與血液運動的解剖研究》（*Exercitatio*

巫術審查（Witchcraft Trials）

身為科學家，發現都要依據實驗及證據，哈維並不相信有巫術。他曾經被要求審理四名婦女被控為巫師的案件，全都沒有定罪。其中一位他親自登門拜訪，假裝是巫師同行想要見見她的「絕活」，聽他這麼一說，女子就端出一隻蟾蜍，還在盤子裡倒了些牛奶請它喝。哈維把女子支開，趁此期間動手把蟾蜍解剖，發現並無神奇之處，不過是隻普通生物罷了。女子一開始還大發雷霆，不過等哈維表明來訪目的並且說明他所得出的結論，絕對是大大鬆了口氣。

Anatomica de Motu Cordis et Sanguinis in Animalibus），簡稱《心血運動論》（*De Motu Cordis*），還配上描繪詳盡的插圖。他在書中描述心臟構造，還展示左心室收縮會把血推入身體的動脈，而右心室收縮送血進肺動脈，兩者協調行動。據他計算，每半小時心跳1,000下，估計如果心臟的容積是43 ml而每次收縮會推動4.7 ml的血，每天就會需要245公斤血液，顯然沒法像蓋倫說的那樣，由肝臟造出這麼大分量。唯一可能的解釋就是同樣血液反覆循環。

　　哈維試將受試者手臂紮住，示範四肢遠端如果缺乏動脈血供應會變得蒼白，而且靜脈會腫脹，藉此表明其主要觀念：血液在體內單向循環，而瓣膜是要防止血液逆向流動。

　　哈維在英格蘭是位相當受敬重的人物，他的發現還會被接納，但在歐洲其他地方卻引起不滿。不僅是因為他與蓋倫的很多觀念有所矛盾，更是因為對於放血的效用提出質疑，而這可是當時最主要的治病方式。

對頁：哈維把他的血液循環論示範給英格蘭的查理一世。這位國王和他前任詹姆斯一世一樣，對於哈維的研究極感興趣。

一幅1647年的木刻版畫，繪出哈維做的狗隻活體解剖，他認為解剖活生生的生物是展示血液循環不可或缺的做法。1664年到1668年之間就對皇家學院做過90次活體解剖。

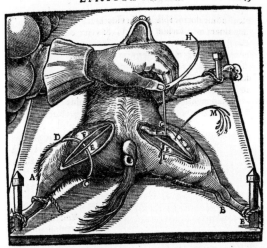

EPISTOLA PRIMA.　　　43

FIGURÆ EXPLICATIO.

A. *Crus canis dextrum.*　　B. *Crus canis sinistrum.*
C. D. *Ligatura subjecta arteriæ & venæ , qua femur firmiter constringitur , expressa in dextro crure , ne literarum linearumque confusio in sinistro crure spectatorem posset turbare.*
E. *Arteria cruralis.*　　　F. *Vena cruralis.*
G. *Filum quo constricta est vena & est elevata.*
H. *Acus, cui filum est traiectum.*
I. *Venæ pars superior & detumescens.*
K. *Venæ pars inferior à ligatura intumescens.*
L. *Guttæ sanguinis , quæ, é superiori parte venæ vulnerata , sensim distillant.*
M. *Rivulus sanguinis, qui, inferiori venæ parte vulnerata, continuo exilit.*

F 2　　　　　　vero

我曾聽他說過自從《心血運動論》一書問世，生意大不如前，那是因為大眾以為他腦子壞了；而且所有內科醫師都群起反對，排擠他。
——奧布里（John Aubrey），《時人小傳》（*Brief Lives*），1669-96

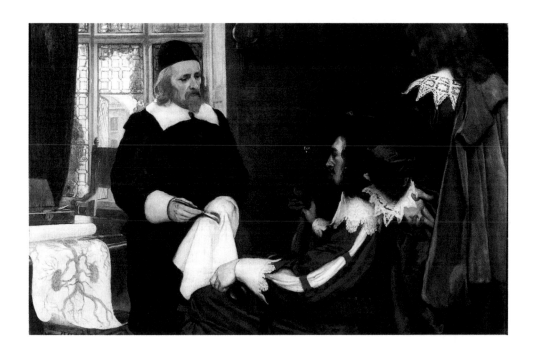

對卵子的認識

　　大作出版之後引起不少批評，但哈維沒有停止研究。1651年他出版了《論動物生殖》（*On Animal Generation*），首度提出哺乳動物的繁殖（reproduction in mammals）是由卵子受精而成，不過他認為兩者是靠某種磁力相吸。真正的受精過程要等到稍後開始使用顯微鏡才得以釐清。他還說明生物體並不是預先成形的完整實體由小變大，而是逐漸發育一小塊一小塊拼造而成。

　　1645年哈維退休，不過很幸運得以在自己有生之年曉得他的主要發現都已經為世人接受。然而，放血的做法依然繼續了兩百年，1830至1850年代之間達到最高峰，那時常用的是水蛭。

量血壓

後來，還有其他科學家接力繼續哈維的工作。1733年，英格蘭教士赫爾（Stephen Hales）試過把一條3.4公尺長的玻璃管插入一匹馬的血管內想要測量血壓（blood pressure）。據他推論，管內上升的血量就指出動脈內的壓力。1828年，法國科學家普瓦澤依（Jean Poiseuille）使用一種U字形的管子，內裝水銀以抗衡血壓；再來到了1881年奧地利內科醫生馮·巴希（Samuel Siegfried von Basch）設計了第一個血壓計，不需割開患者就能測量血壓。血壓的測量值後來就成為心血管系統健康的第一線檢驗，17世紀初，哈維早就信誓旦旦這麼說過。

錢伯倫的產鉗 Chamberlen's Forceps

地點：英格蘭，倫敦
時間：17世紀初
領域：產科

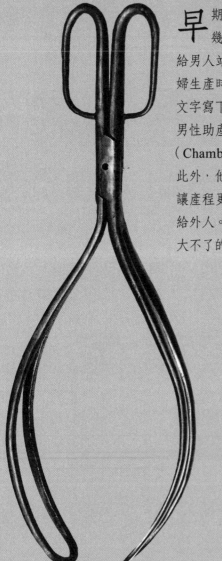

旲期的醫學教科書對於生產（childbirth）一事幾乎隻字未提。那是女人的事，產房裡沒有給男人站的位置。產婆（midwives）是利用別的孕婦生產時在場學習，相關技術僅以口耳相傳沒有用文字寫下集結成冊。然而，到了16世紀末，出現了男性助產士，使得上述狀況起了變化，錢伯倫家族（Chamberlen family）好幾代都是從事這個行業。此外，他們還使用一種自己發明的器材，宣稱可以讓產程更迅速更安全，但他們只留給自家使用不傳給外人。這也難怪其他女性產婆並不覺得這有什麼大不了的。

其實錢伯倫醫生做的事和產婆做的事剛好相反，因為在無奈的狀況下不借助器材使用超乎尋常的蠻力，根本生不出來，這部分女人做不來也不想做，因為她們不具備這方面的能力也無從著手。

——產婆對內科醫師協會提出的請願書，1634

古代到中世紀的狀況

公元前1500年就有文獻記載，針對各種女性關心的議題有相應藥草製劑：避孕、不孕、驗孕、打胎還有加速產程，無一不備。到了公元二世紀，艾費蘇斯的索蘭納斯（Soranus of Ephesus）就曾長篇大論寫到好的產婆應該具備什麼特質，依照他的說法，應有責任心而且知書達禮、要熱愛自己的工作，還應先天具備「玉手纖細、指甲短淺」。希波克拉底寫說，如果孕婦拿腳後跟踢自己臀部直到落紅，就可以把將胎兒墮掉，還有一種早期的驗孕法是說尿在一束小麥、大麥和椰棗和土壤上頭，如果穀子冒芽，那就表示懷有身孕。

傳統上來說，如果女子陣痛要分娩（labor）了，除了自己的親戚朋友之外，鄰居的其他女性也會過來陪她，產婦有義務要為來幫忙的女性同胞準備食物飲水等。這些女人就是她的sisters in God（同宗姊妹），這詞後來先是縮簡成God-sibs，最後變成gossips（流言蜚語）。陣痛分娩期間，婆婆媽媽坐著聊天，幫產婦擦擦汗。產婆可能會提供藥草治劑，還會把剪刀、麻布和產臺準備就緒。

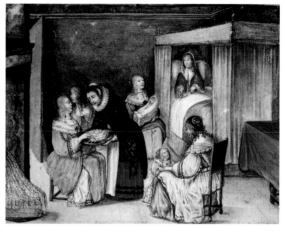

產婦得要為那些分娩期間來陪伴幫忙的「三姑六婆」提供餐飲點心。

大麻（hemp）葉做成菸來抽，或在糕餅裡放大麻籽或油，以產生止痛鎮靜的功效。中國的神農氏在5,000年前就提出警告：「多食，令人見鬼狂走。」

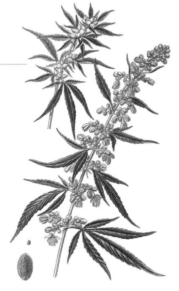

用於分娩的民俗療法

據說覆盆子葉可在妊娠前期誘發流產，足月的話可加速並緩和分娩。有些地方會用山楂達成同樣功效。已開始陣痛的產婦可吃些糕餅，當然做老公的也可以嘗嘗，裡頭放了大麻籽和薑、還有大黃的根以及切碎的蒲公英根部。天仙子（henbane）用來當做止痛劑，不過它會造成幻覺，甚至抽筋還有心跳過快。古埃及時期，據說用土狼油脂薰可立刻促產，很多產婆會運用聞起來甜甜香香的油膏按摩產婦肚皮。蘇格蘭有些地方，傳統上會用海草製成的敷料抹在產婦肚子上幫她排除惡露。

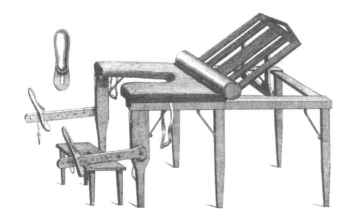

一種灑有野母豬糞便粉末的飲料可以減輕陣痛，野母豬的奶摻和蜂蜜酒也有同樣功效。

——羅馬自然學家老普林尼，公元前一世紀

生產時的風險很高。文藝復興時代，每次生產都有百分之一到百分之二的死亡率，如果像大家庭有8至10個小孩，那機率就依此累計疊加起來。在此同時，新生兒在5歲之前夭折的機率約為百分之二十，因此才得要多生幾個。衛生的重要性尚無人提及，許多婦女都死於感染，而且許多新手媽媽是因產後出血而過世。

剖腹產並不常見，除非是要搶救母親已死或快死時的腹中胎兒——如果嬰兒卡在子宮或陰道內的話，幾乎可說是救助無門。

一具18世紀的產椅（birthing chair），產婦在上頭採取直立的姿勢。早期的範本可見於約公元前1450年的一幅埃及壁畫，而且這設備如今又重拾流行，因為可以加速產程。

彼得‧錢伯倫醫師（1601-83），小彼得的兒子，在瑪麗亞皇后生將來國王查理一世的時候負責照料。錢伯倫的聲名遠播：俄羅斯的沙皇也曾經試過要把他偷偷捉走，不過沒能成功。

故作神祕的錢伯倫家族

1576年，于格諾新教徒（Huguenot）難民威廉‧錢伯倫和他兒子彼得逃離法國來到南安普頓（Southampton），威廉在這另還有個兒子也叫彼得。大彼得和小彼得兩人成了理髮師兼外科醫生，但哥哥因為開立處方藥劑而違反理髮師外科醫生協會的規章，被關進倫敦的紐蓋特監獄一陣子，多虧倫敦市長和坎特伯里大主教出面干預才被釋放，因為這時錢伯倫家已和上層人士頗有交情。大彼得後來成為詹姆斯一世之妻安妮皇后的內科醫生及助產士，之後又為查理一世之妻瑪麗亞（Henrietta Maria）提供相同服務。

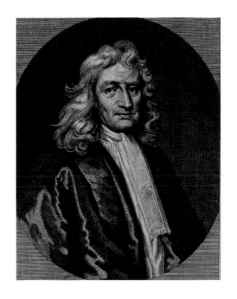

錢伯倫家究竟是哪一位發明了讓他們聲名大噪的產鉗，真相並不十分確定，不過咸認早在1631年大彼得過世之前就已經有了，而且還有可能就是他發明的。軟骨症（rickets）在17世紀越來越常見，導致骨盆畸形，這就表示胎兒遇上阻礙的狀況更多。錢伯倫家使用的器材可協助把嬰兒拉出產道，正是他們想要解決問題的嘗試。

打從一開始，錢伯倫家的人就抱定主意，要把這項發明當作是家族的祕密一樣守護。如果要照顧產婦分娩，會來兩人帶著一個大箱子，上頭刻有鑲金的雕飾。這兩人會把通往屋內其他房間的門都關上，如果陣痛進展太過緩慢，或寶寶似乎卡住不能動了，他們會先把可憐產婦的眼睛蒙起來，然後才拿出產鉗。在外頭聽的人們只會聽見鈴噹叮叮作響，還有一些特別的聲音，還以為是用了什麼大型機器把孩子生下來。沒人見過產鉗是怎麼用，而且，即使外界百般設法，錢伯倫家族保有產鉗的祕密長達100多年。

祕密洩露

1670年，小彼得的長子休斯，想把產鉗的祕密賣給法國國王的內科醫生莫希瑟（François Mauriceau），開價10,000枚金幣。他宣稱怎麼困難的胎兒都能在15分鐘內生出來，但莫希瑟要他為患有侏儒症骨盆又畸形的婦女接生，卻沒能成功完成挑戰。祕密還是不為人知，不過莫希瑟在他寫的書裡有提到這件事。1693年，休斯和一位荷蘭外科醫生合作，以哄抬不實的價格販售產鉗，還說服荷蘭主管機關，如果沒有先去買一付

產鉗

1813年在大彼得生前住過房屋的地板底下，發現他用的那付產鉗。金屬材質製成，托柄外形長直，但有個曲度用來夾住嬰兒頭部。托柄可以分離，但兩者是靠位在中央的孔洞彼此扣合在一起。比較早期的鉗子只有個洞，可用條繩索穿過把兩片托柄綁在一塊。這是個簡單的設計，很難說它配得上那麼高規格的保密舉動。

小彼得的次子保羅設計了一個「鎮痛項鍊」，號稱可幫婦女安全妊娠、生產順利，而且還可以緩和孩子長牙發疼。這東西成了暢銷商品，或許是因為他們家有創新的名氣，並非真有什麼重大功效。

相關的痛苦就會像是如此：舉例來說，就像有某人把一粒橄欖籽扔進小口酒瓶，那籽如果橫過來，就剛好沒法取出。這麼一來，胎兒打橫出生對產婦來說也會是個痛苦的經驗；真的是動彈不得。
——希波克拉底論臀位產，公元前五世紀

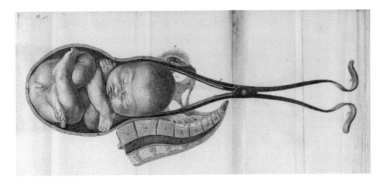

1781年的一幅插圖,顯示錢伯倫家所發明之產鉗的奧祕。有產鉗可用之前,是用鉤子把難產的嬰兒拉出來。

產鉗就無法取得為嬰兒接生的執照。一直要到1732年一張產鉗的圖片公諸於世,才開始受到普遍運用。

　　1747年法國產科醫生列維(Andre Levet)修改原本產鉗設計,以更加順應骨盆曲度,讓它們可在嬰兒位置還在骨盆內很高的時候就夾住孩子的頭。蘇格蘭人施梅里(William Smellie)發展出自己一套特殊的產鉗,還教出好幾位弟子學會操作,這行動讓產婆尼賀爾(Elizabeth Nihell)頗為不屑地說他是「像個粗魯笨拙男人婆的男性產婆」。隨著醫生逐漸侵踏到她們的地盤,產婆喪失了之前當地官方的公家俸祿,她們費盡全力想要奪回,卻毫無進展。男人進到產房,還不願離開。

由科魯尚(Issac Cruikshank)所繪的一幅男性產婆諷刺漫畫(1793)。內科醫生做起「女人的活」而被認為是自貶身價。

19和20世紀的發展

　　18世紀時,生小孩依然是極危險的過程,死亡率約為每1,000次生產大約25人次。這數字會在接下來的兩個世紀逐漸減低。

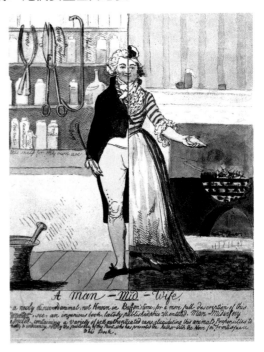

- 1740年,孕婦開始在醫院裡生產,到了1790年代,全部分娩的人有三分之一至二之一是由受過訓練的醫生負責照顧。依然有人找產婆接生,但大多數國家會強迫她們接受訓練才能登記註冊執業。

- 1818年，倫敦的內科醫師布朗迪爾（James Blundell）為了治療產後大出血而實施首次的輸血（參見173頁）。
- 1842年，產科醫生辛普森（James Young Simpson）提出如果醫生在換看另一位病患之前先洗淨雙手並將器械消毒，或許有助於避免感染。
- 1849年，辛普森醫生發明了早期版本的吸引器（ventouse），把金屬套筒接上橡膠的碗狀構造，藉助吸力將胎兒娩出，不過這設備要再過一個世紀才會普遍起來，最後會比產鉗用得更頻繁。
- 19世紀，開始在生產分娩時用乙醚（ether）和氯仿（chloroform）等麻醉劑（參見98-101頁）。
- 1930年代開始使用抗生素（antibiotics），有助於對抗產褥熱及其他感染所導致的死亡。
- 到了1980年代，超音波造影（ultrasound imaging，參見194-97頁）變得十分常見。一開始只用於高危險妊娠，在已開發國家很快就普及到所有孕婦。
- 第一位藉由體外受孕（in vitro fertilization）而生下的嬰兒誕生於1978年。

　　其他的發明，例如用來催生的催產素（oxytoxic drugs），外陰切開術以及更加安全的剖腹產手術，也有助於減低生產時的死亡率。2013年，全球生產數據是每100,000次活產有210死亡例，而在已開發國家這比例還要更低得多，最低的是義大利僅為每100,000次3.9人。

產褥熱

1797年，作家暨女權運動家沃斯通克拉夫特（Mary Wollstonecraft）在生下次女之後10天因產褥熱（puerperal fever）而死，這是一種女性生殖器官的細菌性感染。希波克拉底的文章裡就有寫到這類熱症，但一直要到19世紀，才由匈牙利的內科醫生塞莫凡斯（Ignaz Semmelweis）指出這是種會傳染的疾病。他任職的醫院轄下有間臨床中心感染率比較高，結果發現是因為學生做完大體解剖後並沒有把手洗乾淨就過來做事，協助照顧正在分娩的產婦。這時病原論還沒有成形，人們對他的發現嗤之以鼻，還因而解除他的職務。後來他聽說英格蘭的內科醫師早在5年前就開始清洗雙手並且用氯消毒器械，因此產婦的死亡率大幅下降（參見128-31頁）。

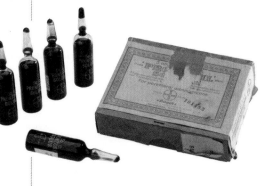

百浪多息（Prontosil）是第一種成功的抗菌藥，1935年可供使用並證實可有效對抗之前會致命的感染，包括產褥熱在內。

雷文霍克的顯微鏡
Van Leeuwenhoek's Microscope

地點：荷蘭
時間：1676
領域：細菌學、原生動物學

1676年，英格蘭的皇家學會收到雷文霍克（Antonie van Leeuwnhoek）來信，宣稱他藉由特製的透鏡組合觀察，可在一滴水中見到小小的生物體在裡頭游動，命名為「微動物」（animalcule），造成極大震撼，然而抱持懷疑心態的亦不在少數。他們指派物理學家虎克（Robert Hooke）重做那個實驗，而虎克所見並無不同。這些人，以及前前後後在這方面下過工夫的其他人，學會了要怎麼才能看到那些太小而會被肉眼忽略的微粒，要不了多久，有好些醫學上的謎團都隨之迎刃而解。

所有從天而降的雨水，由屋頂排水天溝流入儲水桶，都可在裡頭發現有微動物存在；而且在各式各樣的水裡，只要暴露在大氣裡，就會有微動物。因為這些微動物會被風帶著，和空氣裡的灰塵一塊四處飄散。
——雷文霍克，1702年

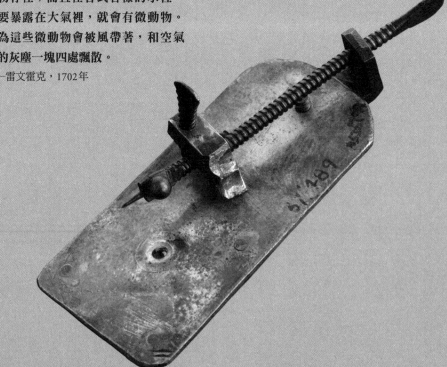

透鏡底下的奧祕

培根修士還有其他人早就會做凸透鏡，可放大細小的文字以供閱讀（參見47頁）。1595年荷蘭的眼鏡製造商詹森父子（Zacharias and Hans Jansen）進一步把幾片透鏡放進管子內，發現透過管子看到的放大倍率要比一片透鏡還要更大。他們達成的放大倍率僅有9倍，而且影像多少有些模糊，不過複合式顯微鏡原理已被確立，其他人都爭相嘗試。伽利略在1625年做了複合式顯微鏡，命名「微眼」（*occhiolino*），不過用這技術探討人體的工作倒是留給其他人來進行。

1660年，馬爾匹吉（Marcello Malpighi）用一部早期的顯微鏡觀察人體組織，發現哈維（參見75-75頁）理論上提過但沒法找到的微血管；而1665年虎克出版《微物圖誌》，這是一部令人目眩神迷的圖集，呈現出他透過自製顯微鏡見到的世界（參見57頁）。其中有個極為重要的發現，那就是他在軟木裡觀察到其中具有網格狀構造，一個一個洞穴讓他聯想到修道院裡僧侶住的一小間一小間獨立密室。他就為這些孔狀構造創了「細胞」（cell）一詞。

雷文霍克（1632 - 1723）沒受過教育，他以布匹買賣為業，得用放大鏡檢查紡織品的密度。研磨透鏡成了他的嗜好，據估計他製作拋光超過550片的透鏡，而且手工十分精密。他設法做出一個放大倍率為270倍的單片透鏡——要比同時代的人還要高明得多——經由這片透鏡看出去就得到革命性的發現，生物是由幾百萬個肉眼無法見著又活生生的細小部分組成。

雷文霍克所繪，牛和羊的脊髓內的神經，見於他在1719年出版的《生理學通訊》（*Epistolae Physiologticae*）。他並沒有受過大學教育，不過虎克的《微物圖誌》一書激發他的研究興趣。

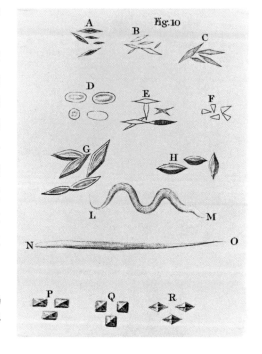

雷文霍克所發現的超小型微動物：「……小動物，緩緩移動，具有拉長的身體以及散開的尾巴。」這些是有史以來首度被觀察到的細菌。

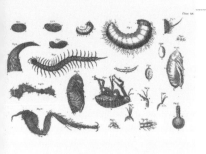

駁斥自然發生論

自然發生論（spontaneous generation）是個普遍受到承認的假說，認為活的生物可產自不具生命的東西，就像一塊肉會有蛆出現那樣。雷文霍克說明事實並非如此，展示給大家看到穀倉裡的象鼻蟲是由有翅昆蟲留下的卵孵化而成。他還展示出跳蚤並不是人們所認為那樣由砂變成的，而是和其他昆蟲一樣繁殖而來。他展示貝類是由卵生成，而不是海床上的泥砂變成，而且鰻魚是一代生一代，並非由露水變來。

雷文霍克的發現

有位朋友將雷文霍克推薦給英格蘭的皇家學會，他就開始把自己的發現寫下來寄過去。1673到1723年之間，他寄給學會一系列條理分明、敘述清晰的通信，後來都當作科學報告再次公開發表。

1673年他寫的是蜜蜂口器的觀察結果，還有體虱和肝蛭。1676年他在一滴雨水當中發現微小的生物體，而經過進一步的探索他也在池水和井水還有人類口腔及糞便裡發現生物體。1683年他畫出這些生物體，這是細菌的影像第一次被紀錄下來。他也畫了血球、肌肉組織內的條紋、吸蟲以及結晶體；然而他個人認為最重大的是發現了精蟲細胞。他不僅描繪了人類的精子，連軟體物物、魚類、兩棲動物、鳥類和哺乳動物的精子也都有，而且他總結說受精是發生在精蟲鑽入卵子的那一刻。

雷文霍克的透鏡有些並不比針頭大，他把這種透鏡嵌在兩片鉚接在一起的黃銅板之間，然後利用螺絲對焦。他擁有令人難以置信的好眼力，以及不屈不撓的驚人毅力，在這兩者幫助之下他成為世上能夠見到微米（一公尺的百萬分之一）尺寸物體的第一人。

兔子的精蟲（spermatozoa，圖1-4）以及狗的精蟲（圖5-8）。哈維認為卵包含了生物繁衍所需的一切，許多人嘲笑雷文霍克認為受精也是生殖必需的說法。

我長期以來一直在做的工作，並不是為了追求我如今所享有的讚譽，
反而主要是出自追求知識的渴望，我發現這股渴求在我身上要比其他
人還更加根深蒂固。因此，一旦發現什麼不尋常的東西，就覺得有必
要把這發現記錄下來，好讓看得懂的聰明人可因而有所了解。

——雷文霍克，1712

顯微鏡技術的發展

　　雷文霍克之後一個世紀，德國的蔡斯
（Carl Zeiss）將他顯微鏡裡的透鏡更加精製
以免除光學缺陷，例如像是色像差，這是由
於不同色光通過時被折射的量不同所導致。
蔡斯的員工亞貝（Ernst Abbe）改良透鏡的
品質，所得到的放大倍率要比雷文霍克的作
品更好上10倍，讓他能見到僅僅200奈米
大小的物體（一奈米就是一公尺的十億分之
一）。光學顯微鏡不可能聚焦到比光波長更
小的物體上，所以到了這個地步相關研究原
地踏步了好幾十年。

　　1899年恰普斯基（Siegfried Czapski）用
一架顯微鏡觀察角膜，算是首度直接用在
人類身上，而到了1921年，透過顯微鏡進
行顯微手術——接下來的一百年當中，這種
技術會繼續發展下去，造福上千萬人（參見
199頁）。1932年第一座電子顯微鏡（electron
micrograph）問世，放大觀察得以開啟了全
新的世界，比光波長還小好幾千倍的影像
首度呈現在人們眼前。到了第二次世界大戰
要結束的時候，放大200,000倍已是家常便
飯，讓研究人員可以見到神經細胞之間的突
觸，分辨出病毒，例如像是天花病毒，還能
見到肥大細胞內會釋出組織胺的顆粒。

細胞染色

細胞染色（staining cells）是顯微鏡學所
用的一種技法，用來凸顯強調特定種
類的細胞，讓它們的外形以及在更大
構造當中的位置可被看得更清楚。染
劑經過挑選，會被特定的成分專門吸
收。常用的例子像是洋紅染肝醣，考
馬斯藍染蛋白質，結晶紫染細胞壁，
孔雀綠染孢子，以及番紅花黃染膠原
蛋白。它們的顏色會讓細胞看來十分
漂亮，而且有很多藝術家由顯微影像
得到靈感，不過染色也讓大眾有個錯
誤的印象，以為病毒是巨大而色彩亮
麗的生物，然而事實上它們不具顏色
而且要比光的波長還小。

染色後的電子顯微影像，所示右下圖為1918年的
流行性感冒病毒（參見152-53頁）。染色技術的發
展使得科學家能夠精確定出個別的構造，若是黑白
影像很難辦得到。

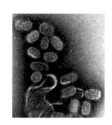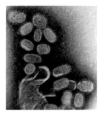

金雞納樹 The Cinchona Tree

地點：厄瓜多
時間：1737
領域：流行病學，熱帶疾病

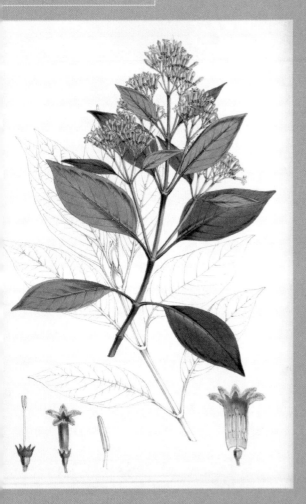

早在公元前2700年的埃及、中國還有希臘文獻裡，就曾記載了一種疾病會導致高燒，暫退之後又會再燒。羅馬人認為這是由於瘴氣造成的，還曉得這病在沼澤濕地比較常見。不列顛稱它叫「濕地熱」（marsh fever）或「三日瘧」（tertian ague），後面這個稱呼是因為發燒期是每隔三天反覆出現。1737年，法國探險家康達民（Charles Marie de la Condamine）從厄瓜多爾的原住民那學到金雞納樹苦苦的樹皮可治瘧疾發燒，但又要再過50年才有人開始研究瘧疾成因。

天狼星，發燒的預兆，在收穫季主宰夜空的邪星。
—— 荷馬（Homer），《伊利亞德》（*The Iliad*），約公元前760-710年

不知原因先求治療

　　沒人曉得20世紀之前瘧疾的致死率如何，有部分是因為這病症往往會和其他造成高燒的病況搞混，例如像是甲狀腺炎，不過我們很確定死亡率一定很高。有些當代的學者估計，全部人類約有一半是死於瘧疾。

　　中國的《黃帝內經》（參見22-25頁）約成於公元前275至300年間，書中寫道伴隨脾臟腫大的發熱症，還有像是瘧疾的病可上溯至公元前2700之前的中國文獻。還可以找到一帖藥劑，提到一種蒿屬植物（artemisia）的苦汁，這就成了21世紀最成功瘧疾製劑的一個成分。

　　蓋倫建議治療瘧疾要放血還有禁食，而古代埃及人鼓吹要攝取大量的蒜。阿維森納認為因肝臟腫大應服苦艾酒，不過正在發燒的時候要避免。依據各地的植物相和動物相，出現上百種其他的製劑，鹼蒿和艾草（均為蒿屬植物）只不過是其中兩例。

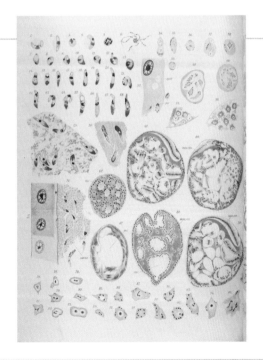

1901年的一幅插圖，繪出造成瘧疾之原蟲類寄生蟲的生命循環。注入血中的孢子在肝臟複製，然後攻擊紅血球，在紅血球內又再複製，每次複製階段都會發燒。

瘧疾的種類

至少有四個不同種類的瘧疾寄生蟲會感染人類。其中，惡性瘧原蟲（Plasmodium falciparum）造成全球性最高死亡率，併發症包括急性呼吸窘迫、腦病變和腎臟衰竭。還會導致孕婦流產、死胎以及初生兒體重過輕。間日瘧原蟲（P. vivax）、卵形瘧原蟲（P. ovale）和三日瘧原蟲（P. malariae）通常會引發比較溫和的瘧疾，但間日瘧原蟲和卵形瘧原蟲會在肝臟內休眠，過好幾年才造成臨床症狀。所有瘧原蟲都會導致典型的反覆發作症狀，突然覺得冷以致打冷顫，接下來又發燒出汗。感染到間日瘧原蟲和卵形瘧原蟲，每隔兩天發作；若是三日瘧原蟲，則是三天發作一次；至於惡性瘧原蟲，每隔36至48小時。

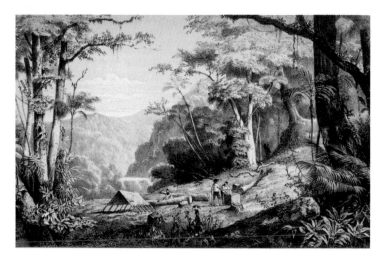

金雞納樹原產於祕魯。採收時，敲打取下枝幹的樹皮，傳統上是由女人和兒童來做。

　　據信，瘧疾是在史前時代從黑猩猩傳給人類，可能是發生在非洲。歐洲的移民在16世紀把它傳入美洲（還包括許多其他疾病，參見93頁）。康達民到南美洲要來證明牛頓所說地球在赤道比較凸出的論點，就有人告訴他「發燒木」（fever tree）的藥用樹皮，那時歐洲還不曉得有這種植物。他聽說第二任欽穹伯爵夫人（second Countess of Chinchón）到池畔長滿發燒木的池子裡洗浴之後就把瘧疾治好了。康達民畫了這種樹的圖片，做了很多筆記還把樣本寄回歐洲。沒過多久，每一個人都想要有這種神奇的樹皮。英格蘭的查理二世以及法國路易十四的兒子都用這治療，1742年偉大的植物學家林納（Carl Linnaeus）將它命名為金雞納樹，借用了那位被治癒伯爵夫人的名字。

> **1880年在君士坦丁的軍醫院，我發現一位瘧疾患者血中有色的圓形體邊緣，還有像是鞭毛的纖維狀成分，移動十分迅速，取代周邊紅血球的位置。**
> —— 拉弗朗（Charles Louis Alphonse Laveran），1889

被瘧疾原蟲侵入的紅血球細胞。

探求病因

　　金雞納樹皮並不能治好所有患者，不過似乎真能減少反覆型的發燒現象。它是一種肌肉鬆弛劑，可以緩和突然發作的現象，這正是瘧疾症狀的模式。如果能夠預防的話當然很好，然而那就必須了解病因。

　　之前人們早就曉得，瘧疾會在沼澤濕地流行，古時候

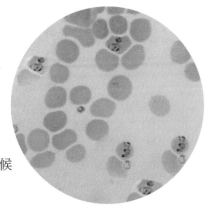

羅馬城就反覆爆發過好幾次大流行，因為首都周邊都是些沼澤地帶。眾所周知濕地區域就會有很多蚊類，但並沒有人想得到其中關連。蚊子叮咬到症狀首度出現之間的間隔，可從8至25天不等，彼此相關性並不明顯。此外，當時瘴氣論盛行，並不認為「病原」或是其他微小的物體會致病。

一直要到顯微鏡發明讓科學家能夠見到原生動物，才可能有所突破；到了19世紀，瘴氣論已不再受青睞。法國軍醫拉弗朗（1845-1922）注意到，瘧疾病患的血裡有奇特彎月狀的東西，沒得到此疾的人身上從來不曾見過，而且施用金雞納樹皮的有效成分奎寧（quinine）之後，好像就被清除掉了。這是首度發現原生動物會造成疾病，而拉弗朗的理論在醫學界遭遇極大阻礙。

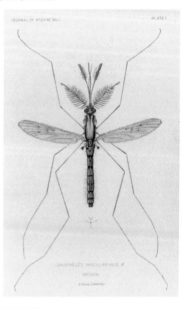

拉弗朗和同時代的人都認為這些原生動物是從空中吸入，或藉飲水攝取。有位不列顛的隨軍外科醫師羅斯（Ronald Ross）1890年代在印度工作的時候發現，用感染了瘧疾的血餵養蚊子，會得到瘧原蟲並且傳出去，但他的實驗大多是對鳥類所做。來自義大利的團隊首度證實瘧蚊屬的蚊子是傳給人類的帶原體，這在那時候是個革命性的想法。

依然致命

一旦認出瘧蚊是瘧疾的帶原體，有關單位就把目標放在控制蚊子數量。1874年發明殺蟲劑DDT，二次大戰期間就用DDT來減少美軍部隊的瘧疾發生率。1940及1950年代則是當做農業用的殺蟲劑，有助於讓瘧疾從北美洲及歐洲絕跡。然而，1962年卡森（Richel Carson）寫了一本《寂靜的春天》（Silent Spring），影響極為深遠，她聲稱DDT會致癌還會讓野生動物滅絕，顧慮越來越多，1972年時就完全禁用。到了21世紀，預防還是首要手段，並且建議要到瘧疾疫區的人服用抗瘧藥物（antimalarial drugs）以及外用殺蟲劑（topical insecticides）。

20世紀前半，奎寧算是治療瘧疾的標準用藥，但這藥無

黑小按蚊（Anopheles atroparvus）被認為是20世紀初在歐洲各地散播瘧疾的主要媒介。1950年代這疾病已在美國絕跡，歐洲則是在1975年達成目標；如今的病例大多是發生在熱帶地區。

法避免二戰期間在非洲及南太平洋地區有60,000名
美軍死於此症。1930年代，發展出一種藥叫氯化奎
寧（chloroquine），預防或治療均可使用；戰後首度
投入實際使用，但到了1950年代又出現對這具有抗
藥性的瘧疾原蟲品種。目前，對於瘧疾患者是採複合
式投藥，最重要的是青蒿素（artemisinin），從中國古
代就用的蒿屬植物當中提煉得來。不過，某些國家過
度濫發瘧疾藥，幾乎不可避免產生更多抗藥的品種，
因此研究工作還得繼續下去，當然還得尋找可用的疫
苗。依據世界衛生組織（World Health Organization,
WHO）表示，2013年有1億9千8百萬個病例，死亡約有58萬
4千至85萬5千人，其中百分之九十都是發生在非洲。

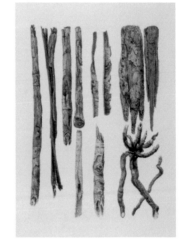

金雞納樹的樹皮磨成粉末具
有多種藥效：當作肌肉鬆弛
劑、促消化劑、退燒藥，還
可以抑制心悸。

這將會是場漫長的戰事，轄下每個單位都遭遇敵人攻擊，
這可怕的病害得這個士兵還沒康復，另一個又入院治療。
—— 麥克阿瑟將軍（General Douglas MacArthur），1941

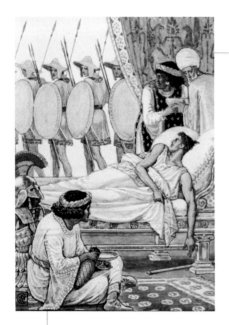

瘧疾改變世界

亞歷山大大帝在33歲盛年時死於瘧疾，正處於權力最
強大的顛峰期。如果他沒死而繼續統治希臘、阿拉伯、
地中海東部一直遠及印度，那麼今日的世界地圖恐怕就
要完全不一樣了。據說成吉思汗決定不要進犯西歐，就
是因為那時當地正流行瘧疾。1809年拿破崙讓荷蘭的鄉
下地帶淹起水來，促使瘧疾更加猖獗，用來攻擊英國軍
隊。那場戰爭期間，英軍損失的24萬人，據估計僅3萬
人是死於戰場，其他都是病死。一次大戰期間，在馬其
頓的英、法、德軍都大量受到感染；有位將軍收到命令
要發動攻擊，結果他的回覆如下：「很遺憾我手下大軍都
得了瘧疾躺在醫院裡。」

原蟲病

19世紀列強將西方勢力帶進非洲、印度還有遠東地區，遇到更多原蟲疾病（protozoan diseases）。利什曼病（Leishmaniasis）是沙蠅身上的原蟲傳播，特別危險。首先出現的症狀是皮膚病變，接著會發燒，身體內外都會有潰瘍。和瘧疾一樣，古代文獻就可找到這病症的記載，可是要到1898年，塔什干的包洛夫斯基（Peter Borovsky）才首度把病因指向原生動物。他的研究並未公開發表，但1901年病理學家利什曼（William Leishman）從一名死於印度的病患脾臟抹片當中發現了生物體。羅斯（Ronald Ross）認出這些是原蟲類的生物，就以利什曼為名。二次大戰期間，利什曼病對在西西里作戰的士兵造成極大威脅。沒有預防疫苗可用，最有效的藥物治療法十分昂貴。每年依然有200萬的新病歷，死亡約為2至5萬。

歐洲人在非洲遇到的疾病當中，最令人費解的大概要算是有一種病會讓患者嗜睡、思想混亂，走路講話都發生問題。義大利醫生卡斯特蘭尼（Aldo Castellani）為死者做屍檢的時候，在他們的脊髓液裡發現原蟲。後來，研究證實這些原蟲布魯氏錐蟲（*Trypanosoma brucei*）是由采采蠅傳播，作用是會影響神經傳導通道，干擾患者的睡眠—清醒週期。2010年，全球因錐蟲病致死的達9,000人，大多發生在剛果民主共和國。

三月，這傳染病以驚人的速度蔓延開來，而且城裡四處都充斥恐懼氣氛。新聞媒體為了平息居民的恐慌心理，刊出的死亡數字比實際要少得多……城中瀰漫無助絕望的心態，一片死氣沉沉。

—— 斯克里夫納（J.H. Scrivener）醫師談到1817年在布宜諾斯艾利斯爆發的黃熱病，載於《醫學時事報》（*Medical Times and Gazette*），1872

簡納的柳葉刀
Edward Jenner's Lancet

地點：英格蘭，格洛斯特夏（Gloucestershire），伯克萊

時間：1796

領域：免疫學

天花（smallpox）是18世紀歐洲的頭號死因，在世界各地也普遍盛行。僥倖存活的人往往會留下許多永久的殘疾，例如眼盲、肢體變形，或者留下麻子疤痕。做爸媽的無不擔憂自己孩子會得到天花，上自王公貴族下至凡夫走卒，全都急著想要找到解藥。然而，英格蘭鄉下的內科醫生簡納提議，要把患病牛隻身上的膿透過他用柳葉刀切出的小傷口接種到人身上，不僅科學家瞧不起，新聞界也公開把他當作笑柄。

> 天花持續猖獗，墓園裡擠滿因此病而死的屍體，染病的人莫不憂心忡忡，倖免得救的人身上留著無法抹除的疤痕，母親懷抱的寶貝被弄得不成人形，和靄可親的少女臉上眼睛都有後遺症，情人看了也會害怕。
>
> —— 麥考利（Thomas Babington MacAuley），《詹姆斯二世即位後的英格蘭史，1685-1702》（ *The History of England from the Accession of James II*, 1685-1702），1848

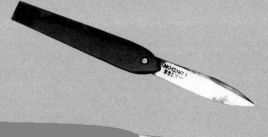

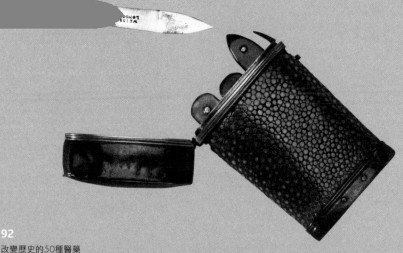

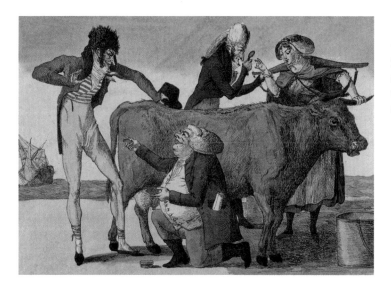

一幅諷刺簡納提出種痘法的漫畫，約1800年：有位醫生檢視擠牛奶女工手上的天花潰瘍，同一時間農場主把柳葉刀遞給另一位醫生。

著名的幾位患者

　　據推測，天花病毒原先是從齧齒動物跨物種傳人，早在公元前1500年的古代印度文獻當中就可發現相關記載。有位死於公元前1145年的埃及法老王，從他製成木乃伊的身上也能發現天花病徵，而且據信公元735-737年在日本的大流行奪走約三分之一人口。希波克拉底並沒有提到過天花，因此那時可能在歐洲尚未蔓延，不過公元165-180年確實曾在羅馬爆發流行。到了16世紀，可確定天花已在歐洲各地立穩腳跟，很有可能是隨著十字軍散布，探險家橫越大西洋登陸彼岸，也把天花帶了過去，對美洲原住民造成大量傷亡。

　　天花感染是透過患病者的飛沫，或是接觸到患者的體液。天花潛伏期約有12天，不過要等到發燒而且出現大型斑塊膿皰時才具傳染力。如果染上一般病毒，會在10至16天左右死亡，若是出血性天花，則不到6天，無人倖免。這種疾病殺死好幾位國君，包括俄羅

境外移入疾病

　　殖民者橫越大西洋來到新世界的時候，也把一大堆舊世界的疾病一塊帶來傳給毫無抵抗力的原住民族，包括像是天花、梅毒、霍亂還有麻疹。1507年天花肆虐伊斯帕尼奧拉島（Hispaniola），接著又傳進墨西哥本土。1520年科爾提斯（Hernán Cortés）抵達特諾奇提特蘭（Tenochtitlán，即今日墨西哥城），他發現有半數的住民患有天花，其他人不是早就一命嗚呼就是已經逃之夭夭。疾病移動的速度要比侵略者動作還快，因此探險家往前挺進的時候，只見到一個又一個聚落被可怕的歐洲病弄得奄奄一息，要不是這樣，西班牙人要征服阿茲特克人還有印加人，可不會那麼輕而易舉。據估計，到1595年，死亡人數超過1800萬，有些學者還認為，侵略者初抵之後的130年間，約95%的原住民族人口都死於這些新傳過來的疾病。

斯彼得二世、法國路易十五，以及英格蘭亨利八世的獨子愛德華六世。天花殺死美洲印弟安酋長「坐牛」（Sitting Bull）、阿茲特克酋長奎特拉瓦克（Cuitláhuac）還有印加統治者瓦納伊·卡帕克（Huayna Capac）。華盛頓、蘇格蘭瑪麗女王、史達林幾位領袖得過天花但有幸存活，然而史達林對於自己身上留下的麻子十分介意是出了名的。

接種牛痘到預防接種

早在10世紀就有接種人痘（variolation）的記載，也就是透過皮膚上的小傷口把天花膿皰裡的少量膿液注入尚未染病者的血液中。此法缺點是受接種的人會具傳染性，可能將天花傳給別人，有的自己也會生病，約有0.5%至2%的人會因而死亡。很多人認為值得一試，因為染病的死亡率高達30%至35%。俄羅斯的凱撒琳大帝和她兒子都曾接受此法，也都存活下來。

英國的農村一直以來都有個傳說，認為得過牛痘的就不會得天花。有位格洛斯特夏的內科醫生簡納就對乳業工人進行研究，確信牛痘是控制天花疫情的關鍵。1796年，他說服一名農人讓他8歲的兒子詹姆斯（James Phipps）接種牛痘，等6個月後又透過左手臂上兩個小傷口接種天花的膿液。正如他所預期，詹姆斯已經對天花免疫。

簡納並不曉得抗體如何運作，也沒能認出是天花病毒（Variola virus）導致天花，因為他那時的顯微鏡還不足以見到病毒，不過，他曉得自己的方法有效。他寫信給皇家學會，介紹自己的這項發現，但得到的回應是說他證據不足。簡納繼續再接種了23人，包括他自己11歲的兒子，結

天花的紅疹先出現在口部及咽喉周邊，然後蔓延全身。眼睛的膿皰可能會導致失明，發生在呼吸系統則會造成肺炎。

一張1802年的漫畫，圖中描繪接受簡納預防接種的人會在身上不同位置長出牛頭。雖然備受揶揄，大多數人都急於一試這個新的疫苗，以免受到18世紀後半在歐洲奪去40萬人性命的流行病。

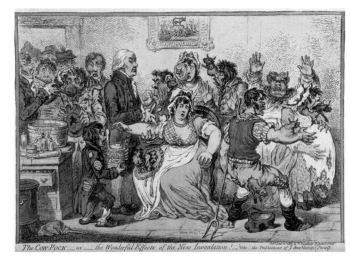

The Cow-Pock — or — the Wonderful Effects of the New Inoculation! — vide. the Publications of ye Anti Vaccine Society

果都一樣。他把這個程序稱為「預防接種」（vaccination），取自拉丁文vacca，即牛的意思。新聞界取笑他的做法，許多漫畫描繪人們接受簡納的預防接種之後長出牛頭。然而，到了1801年底，大不列顛境內超過10萬人接受預防接種，而天花的感染率急劇下降。

撲滅

關於簡納的疫苗傳遍世界各地，大家都想要擁有。1800年傳入加拿大紐芬蘭（Newfoundland），1803年傳入西班牙在南美洲的殖民地，1853年英國通過一道法令，規定必須強制預防接種天花。發病者的數量開始逐步下降，可是只要有人沒做預防接種能讓病毒傳過去，就無法完全絕跡。到了20世紀中葉，每年仍有1000萬到1500萬人得到天花，其中死亡者約有200萬人。

為了將此病完全撲滅，各國展開協合行動。1950成立了一個泛美衛生組織（Pan American Health Organization）行動對抗天花，1966年世界衛生組織（參見176-77）投票通過一項為期10年的疫苗接種行動。使用一種「環狀接種程序」，隔離病患並且讓曾經和患者接觸過的每個人都接受預防接種，避免天花散布爆發流行。

漸漸地，這些做法達成目標。最後一次自然出現的天花病歷是在1975年10月，一位名叫巴努（Rahima Banu）的兩歲孟加拉小女孩染病，不過最後也痊癒了。1978年有位實驗室工作人員帕克（Janet Parker）不小心從英格蘭伯明罕醫學院儲存的樣本染上天花，不幸身亡。在這之後，全球各地儲存的樣本都被銷毀，只留下兩份：一個放在美國喬治亞州亞特蘭大的疾病管制局，另一個放在俄羅斯的實驗室，兩者都還保留至今。

反疫苗

1830年代，有一小批聲勢浩大的人士起而抗議，不願因為強迫預防接種而讓外來物進入他們血裡。然而，為了讓疫苗能阻止疾病擴散，要有85%至95%的人口接種。1905年，美國最高法院作出判決，認為藉由強制預防接種以保護全國人民健康，勝過個人的隱私權。整個20世紀，預防接種一直是某些替代療法實行者爭論的議題，不過一直有新的疫苗不斷研發出來，包括了麻疹、小兒麻痺（polio，參見160-63頁）和白喉。如今，尚未有疫苗能夠有效防範的重大致命病症只剩愛滋病和瘧疾。

未來的人們只會在歷史書裡讀到之前曾經有過可怕的天花症，因你所做的努力而能完全絕跡。
—— 美國總統傑弗遜（Thomas Jefferson）寫給簡納的信，1806

雷奈克的聽診器

Laënnec's Stethoscope

地點：法國．巴黎

時間：1816

領域：心臟學、胸腔醫學、產科

聽診這項技術可溯及古希臘時代，一直到19世紀都還是內科醫生的基本技術。一直要到法國內科醫生雷奈克（René Laënnec）腦筋一動，發明了聽診器可以把身體內發出的聲響放大，讓內科醫生可做出更準確的診斷。

他最早的聽診器只不過是條管子，還不是如今我們見到醫生會隨身掛在脖子上的Y字形器材，但這項發明還是足以讓他名留青史。

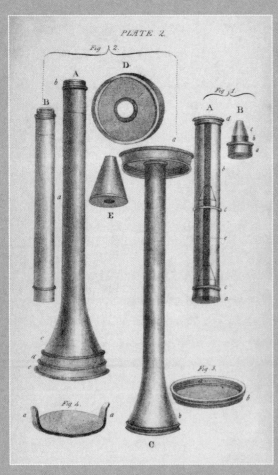

見到一位嚴肅的內科醫生正式地通過放在病患胸部的一根長管子傾聽，就好像患者體內的病是個活的生物，可和外界講述它的情況，不得不承認那幅畫面實在是非常滑稽可笑。

——福布士（John Forbes）醫師，雷奈克1821年出版《論胸腔疾病》（*Treatise on Diseases of the Chest*）的英譯者

傾聽的耳朵

據說，某天雷奈克遇到一位特別豐滿的女士心臟有問題。若是把頭放在她那豐滿的胸部似乎不太妥當，所以他就拿了一疊的紙捲成筒狀，像是當時人們用的助聽筒（ear trumpets）。透過那管子傾聽患者心臟，他發現可以讓聲音「比之前聽得更清楚也更明白」。雷奈克設計了一個木質的管子，30公分長，2公分直徑，可分成三個部分，並且命名為「聽診器」，字源來自希臘文 *stethos*（胸膛）和 *skopein*（看）。

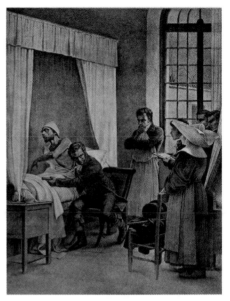

雷奈克在病人身上使用他的聽診器，法國巴黎的內克爾醫院（Necker hospital），1816

運用他新發明的聽診設備，雷奈克接著開始把他聽到胸腔裡發出的聲音描寫下來，並且和特定的疾病連結起來。這對他來說是有重大的個人因素，因為他的母親就是死於肺結核（參見102-105頁），而事實上他自己也是因肺結核而在45歲壯年過世。

木製的聽診器後來被柔軟可彎曲的管子取代，1852年美國的內科醫生卡曼（George P. Cammann）加上兩個聽筒，還加了一個鐘形的終端以便置於胸部，就能用雙耳聆聽。1878年，聽診器連上麥克風，而到了1895年，皮納爾（Adolphe Pinard）發明了可聽見胎兒心跳的聽診器。到1970年代，電子式的聽診器甚至還可以繪出心跳的圖表。

隨著X射線以及其他掃描方式的發明運用（參見194-97頁），不再那麼只依賴聽診器了，但大多數內科醫生仍會使用，而且是偵測心、肺問題的第一線方法。

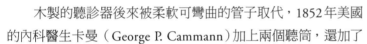

可用來診斷的聲響

雷奈克描述了好多不同的胸腔聲音，包括：

- 囉音（Rale），吸氣時，當空氣進入原本封閉不通氣的空間時所發出的咔嗒、咯啦聲；在肺炎或阻塞性心臟衰竭患者身上聽到。

- 哮鳴（Wheezing），呼氣是高音的呼哨聲，指出支氣管受到阻礙，像是氣喘症、支氣管炎或慢性阻塞肺部病變。

- 喘鳴（Stridor），氣管受阻礙時發出的刺耳顫動聲，可能指出喉炎或有外物卡住。

正常的心臟有規律的跳動聲，聽來好像是「啦-嗒」，不過雷奈克表示如果有輕微的呼嘯聲就表示血液流過心臟時不規律所造成的心雜音。

莫頓的乙醚吸入器
Morton's Ether Inhaler

地點：美國麻薩諸塞州，波士頓
時間：1846
領域：外科、醫學、生理學

新的年度傳來消息，每個有血肉會痛的人都應同感振奮，如此了不起的發明能夠鎮住痛感，讓人既看不到也記不得手術的可怕事件。我們已戰勝疼痛！
——對於乙醚使用的報導，《民眾報》（*People's Journal*），1847

使用麻醉劑以利進行無痛且更安全的外科手術，並不是大喊一聲「我想到了！」（Eureka!）那麼簡單，而是需要世界各地好多人花了幾個世紀努力才能完成。1846年，波士頓的牙醫莫頓（William Morton）宣稱他是公開使用乙醚作為手術麻醉劑的第一人，甚至還試著要把乙醚用Letheon這個名字申請專利。不過，還有許多其他人有資格自稱是「麻醉劑之父」，最早可溯及古代美索不達米亞的蘇美人。

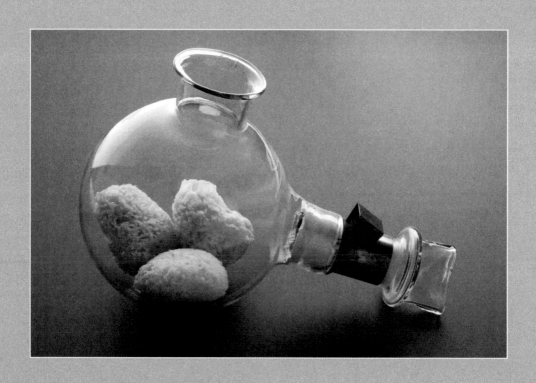

天仙子以及曼陀羅根

　　古代所用的麻醉劑（anesthetics）包括：酒精、鴉片、天仙子以及曼陀羅根，但這些都有缺點，過量的話可能會致命。酒精據說是從公元前3400年左右就已經在用了，鴉片也可能是差不多時間。約公元前300年，中國的外科醫生扁鵲給兩個人喝了藥大睡3天，這段期間幫他們做了胃部手術，不過他那帖藥的成分並沒有留傳下來。阿維森納的《藥典》寫於公元1020年左右，寫道有一種「多孔的海綿」含有鎮靜劑和芳香劑，手術期間放在患者鼻孔前可促使病患睡著。不過，文藝復興時期，手術仍是不得已才做的最後手段，可做的種類也很有限：像是截肢、除去膀胱結石以及肉眼可見的癌症腫瘤，都是一些淺層的手術，只有生死攸關之際才會打開胸腔、頭殼和腹腔。

　　對於手術期間要如何控制疼痛，東方和西方採取不同的方式處理。1804年，日本大阪有位華岡青洲，用一種他稱為「通仙散」的藥草配方麻醉一名60歲婦人，成功進行乳房切除術。他用的成分當中，有一味是當歸屬植物，所含有效成分還真具有麻醉效果。他用通仙散做了超過30次的手術。在西方採用的方式自從1774年普利斯特里（Joseph Priestley）首度分離出的一種氣體被戴維（Humphry Davy）發現具有麻醉性質，就從攝食催眠藥轉向用吸入式的，那就是一氧化氮（nitrous oxide）。

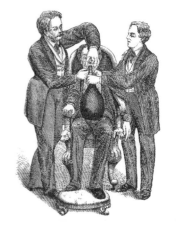

倫敦郊區克洛敦（Croydon）的牙醫萊默（Samuel Lee Rymer）在1863年對一名病患施以一氧化氮。萊默大力促成英格蘭牙醫師協會以及牙醫學會的設立。

鴉片

白色罌粟花（white poppies, *Papaver somniferum*）的萃取物，自古就被用來當做止痛劑，許多早期的醫學作家都有提到，像是阿維森納和蓋倫就是。17世紀中葉，不列顛藥草學家辛登罕（Thomas Sydenham）把鴉片溶在酒精裡製成極具成癮性的鴉片酊，浪漫派詩人柯立芝和雪萊都受此激起不少靈感。1805年賽特納（Friedrich Sertürner）從鴉片中分離出嗎啡（morphine），這名字是取自羅馬的睡眠之神默菲斯（Morpheus）。幾十年之後，拜耳藥廠在1898年生產海洛因，並且宣稱這是「烈性藥」。歐美各方為確保珍貴的罌粟能充分供應而起了爭執，結果就和中國爆發貿易戰。到了1900年，估計約有25萬名美國人對它的鎮靜、麻醉作用上癮。

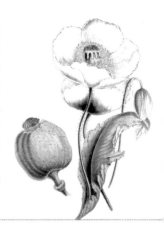

莫頓的乙醚吸入器

乙醚派對

　　戴維在1799年示範了吸入一氧化氮會讓人放鬆還咯咯發笑，英美兩地上流社會的派對上就用這種「笑氣」來娛樂客人。1815年法拉第（Michael Faraday）指出乙醚也具有同樣效果，乙醚派對也跟著流行起來。到該世紀中葉，氯仿成為又一個派對用藥，似乎沒人想到這些藥物過量使用的話可能會致命。

　　好幾位醫師都宣稱是第一位在手術期間使用了麻醉氣體。1824年，希克曼（Henry Hickman）把他用二氧化碳和一氧化氮麻醉動物進行手術的實驗結果公開出版。1842年，美國喬治亞州的克勞佛・朗（Crawford Long）在割除一位名叫凡那布（James Venable）的男孩脖子上的息肉之前，給他用了乙醚，但直到1849年他才把這病歷報告出版，這時莫頓已在歷史書上留名。

　　1846年，莫頓在麻薩諸塞州立醫院為一名要切除下顎腫瘤的病患麻醉，是透過吸入器使用乙醚。術後，他把用的氣體換個顏色和氣味，想要以Letheon為名上市銷售，但醫師沒那麼好騙。莫頓的餘生都花在維護他是麻醉術「發明人」的地位。

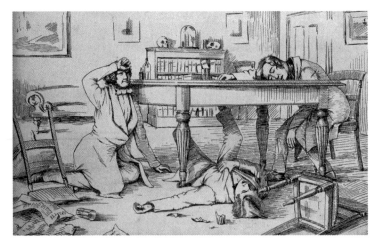

蘇格蘭的產科醫師辛浦森（James Young Simpson）和凱斯醫生及鄧肯醫生等幾位朋友，用液態的氯仿做實驗，時為1840年代。他們在陷入昏睡直到天明之前先是覺得十分暢快愉悅，因此辛浦森就了解到，氯仿或許可用來當做麻醉劑。

乙醚、氯仿與古柯鹼

使用乙醚當成麻醉劑有幾個缺點。人們吸入的時候可能會咳嗽，還會覺得噁心想吐，而且這種氣體極度易燃，當時住家和診所都還是靠蠟燭及瓦斯燈照明，不太適合用這種東西。氯仿一開始使用似乎改善了這些缺點，它是液狀的，要先滴到布上蓋住患者的臉，或是使用吸入器，可是後來發現它會減緩心跳速率，並且造成心臟衰竭以及肝臟受損。氯仿麻醉的死亡率達到1/2500，而乙醚僅有1/15000。兩者都會讓病人醒來時覺得噁心、站不直身子，因此一開始並不是普遍受人們歡迎。

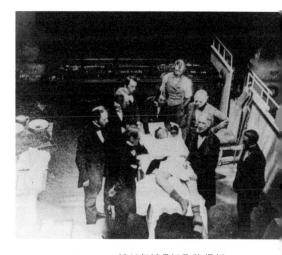

1846年10月16日莫頓以乙醚吸入進行麻醉示範，旁邊還有一群外科醫生圍觀，此圖為後人重新扮演。患者阿伯特（Edward Gilbert Abbott）進行下顎腫瘤切除術的時候根本沒有感覺疼痛。

不列顛的麻醉師暨流行病學家史諾（John Snow，參見106-109頁）認為應盡可能使用最小劑量，當他被選中為維多利亞女王第八和第九位孩子接生時，他用了幾滴氯仿。一旦流傳出偉大的女王為麻醉劑背書的消息，人氣就開始增加。

古柯鹼（cocaine）一開始是在1859年從古柯葉分離出來，紐約的內科醫生霍斯德（William Halsted）想到如果注射到神經，就可以麻醉局部區域。他在自己身上做實驗，結果對古柯鹼成癮，但這時他已發明了區部麻醉劑（local anesthetics）的原理。德國研究者畢爾（August Bier）把古柯鹼溶液注射到同事希爾布蘭特（August Hildebrandt）的脊髓液中麻醉下半身，用槌子敲他脛骨還拿點著的雪茄燙，他都毫無痛感。

現代的麻醉術是用多種藥物組合，放鬆肌肉、解除疼痛並且讓人失去意識。藉由氣管插管就能夠精確控制劑量，病人陷入沉睡的時候還有許多監測儀器檢核他們的呼吸和心跳。這就能進行更長時間、更痛苦的手術。世上歷時最長的手術是在1951年，醫生花了4天幫一位密西根州的婦女移除重達68公斤的卵巢囊腫。全身麻醉的死亡率如今僅不到1/250,000。

一切的疼痛，尤其是過度的話，其本質及作用都具有破壞性，終究會造成麻煩。
—— 辛浦森，1847

莫頓的乙醚吸入器

戈柏斯道夫的結核病療養院

地點：德國，戈柏斯道夫（現為波蘭的索可沃夫斯科〔Sokołowsko〕）

時間：1854

領域：呼吸疾病、細菌學、流行病學

TB Sanatorium in Görbersdorf

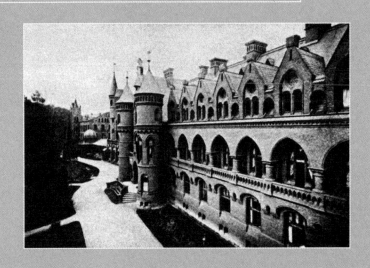

臉色蒼白、發燒、反覆咳嗽、痰中帶血以及體重減輕，這些病徵是一種18、19世紀最可怕的疾病，歐洲地區每四個人就有一位死於此症。古希臘時代稱為肺癆，不過一般都叫它消耗症（consumption），也就是內科醫生口中的結核病。有些人以為這是因為被吸血鬼咬到，另有的人說是情感壓力造成，還有更多人覺得是和遺傳有關，而且常會怪罪於窮人家裡沒有打掃乾淨——東說西說，卻沒人曉得要怎麼治癒。到了19世紀中葉，了不起的布萊默（Hermann Brehmer）開設第一間療養院；他提倡的嚴格日常規矩在接下來幾百年當中成了結核病患者普遍遵守的法則。

> 這病在我這種年紀並不算危險，而且他們說治療進展相當不錯，雖說有點慢……我們現在試用一種新的美國藥叫鏈黴素，據說可以加速治療。
> —— 英格蘭小說家歐威爾（George Orwell），寫自蘇格蘭的赫爾邁雅醫院（Hairmyres Hospital），1948

國王的毒

會造成結核病的結核桿菌（Mycobacterium tuberculosis），可在新石器時代人骨及埃及木乃伊裡頭找到。希波克拉底說這種病是那時流行最廣的病，而且絕對致命。傳統的放血療法會讓體質已經很差的患者更加衰弱，加速邁向死亡，但沒人曉得還有什麼招數可試。

中古時代人們稱呼腺病（scrofula，與結核病有關的淋巴腺腫大）為「國王的毒」，並且認為如果讓國君摸一下就能治癒。11世紀的時候，英格蘭的懺悔者愛德華以及英國的菲利浦一世就成了第一批碰觸腺病患者的君主，之後又有許多國王依樣辦理。即使越來越多證據顯示這病會傳染，在法國一直到1825年都還在施行這項儀式，就算那時早有堅實證據表明，國王觸碰過的人並不會活得比較久。

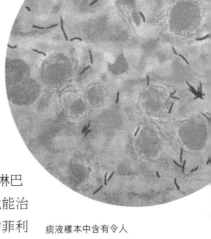

痰液樣本中含有令人害怕的結核桿菌。打一個噴嚏就含有高達40,000顆具有傳染力的飛沫。

19世紀，工業化浪潮襲捲整個西方世界，鄉下百姓湧入不斷擴張的大都市，結核病在擁擠、衛生不良的貧民區更是迅速蔓延開來。患者當中，每10名就有1位的結核菌躲在體內潛伏，染病的人自己沒有症狀卻有傳染力，更使得結核病異常難以對付。感染的途徑是經由空中飄著或留在各種表面上的呼吸道體液，一旦病發，未經治療的患者約有50%致死率。

療養院歲月

布萊默還在醫學院唸書的時候，就寫過關於結核病的論文，他認為得到這種病的患者心臟尺寸相對於肺臟

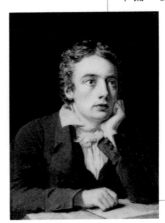

1820年，詩人濟慈咳出一點點的血，還說「這鮮血……就是我的死刑宣告。」他得到的處方是要餓到幾乎沒命，還得經常放血。詩人死於1821年2月。

白瘟疫

19世紀時，好多藝術家和作家染上此症，使得結核病有了浪漫的名號，例如像是濟慈（John Keats）、勃朗特家的夏綠蒂和艾蜜莉，還有蕭邦等等。這病要經過一段漫長的過程逐漸步向死亡，讓患者有充足時間思索自己的命運，並為來世做準備，多半是專注於自身的心靈探索。拜倫就曾經寫下「要是能死於消耗症就好了」，名媛貴婦紛紛把臉塗白，弄出一付癆病模樣。二十世紀的著名患者包括卡夫卡，他在一間維也納的療養院接受治療，還有歐威爾，由於不能耐受鏈黴素的副作用而在1950年過世。

的比例不夠，以致肺部沒能接收到足夠血液供應。他提議高海拔地區的較低氧氣濃度會讓心臟擴大，改善病患健康。布萊默自己得過結核病，到喜馬拉雅山區一趟之後情況大為好轉。他在德國境內一個小村莊定居，當地海拔高達600公尺，並在1862年開了間「療養院」，共有40個床位供結核病患使用。

　　戈柏斯道夫療養院的日常規矩相當嚴格，要做運動不可偷懶、山中健行、擦澡以及冷水淋浴。晚餐時布萊默給病人喝葡萄酒，睡前喝白蘭地，因為他認為這會強健患者心臟，而且每隔2小時要量一次體溫做紀錄。療養院開張的前十年，戈柏斯道夫收治過958位病患，死亡率是低到不可思議的4.8%。布萊默的處理方式本身並不算是治療，但可刺激病人免疫系統，有助於抵抗疾病。戈柏斯道夫的名聲日漸增長，到了1904年已成為世上最大的療養院，有高達300個床位。

　　德特魏勒（Peter Dettweiler）曾經是布萊默的病人，1876年他在法肯斯坦（Falkenstein）開了自己的療養院，與布萊默提倡的規矩只有一項變更，那就是他認為應該多臥床休息。1870年代，美國的第一間療養院是由葛萊茨曼（Joseph Gleitsmann）設在阿帕拉契山區，到1953年全美已有839間機構，都是以空氣清新、日照充足、臥床靜養以及健康飲食為號召。

邁向治癒之道

　　雷奈克努力想要藉由胸膛聽診（參見96-97頁）認出結核病，並讓人們了

> 不管療養院與其他機構多麼相像，有一點倒是獨一無二：死亡陰影無所不在……工作人員用各種要堅強、要有毅力的格言，設法掃除這樣的觀感。然而你會發現待在療養院裡的歲月，最核心之處就是一場與死亡的邂逅。
> —— 羅斯曼（Shelia Rothman），《活在死亡陰影下》（*Living in the Shadow of Death*），1994

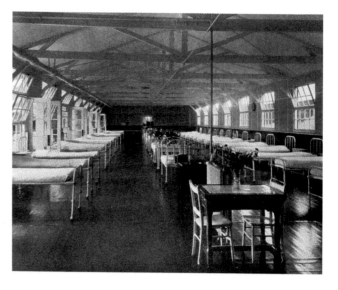

設於諾森伯蘭（Northumberland）之斯坦寧頓療養院（Stannington Sanitorium）的病房，這是不列顛第一所為結核病童設立的療養院。該機構是在1908年開幕，可收治11,000位病患。

解剖檢時發現的肺部病變造成患者出現的那些症狀，正是關鍵，由此開始逐漸揭開結核病的肇因。1865年，維爾曼（Jean-Antoine Villemin）證明此症具傳染性，而1882年柯霍（Robert Koch，參見132-37頁）認出結核桿菌，但沒能找到有效的檢驗或治療法。倫琴（Wilhelm Rontgen，參見132-37頁）的X射線讓醫師能追蹤患者的病情進展，到1907年，馮·波奎（Clemens von Pirquet）發明了一種結核病的皮膚檢測法，然而還是沒有辦法能夠根治。

20世紀初，曾經試過要用外科手術將部分的肺部壓塌讓已感染的區域不再作用，並讓病灶癒合。這類手術有的相當粗糙，還要移除肋骨，使得病人在術後變成駝背，肩膀也會歪向一邊；但種種手術都不見效果。

卡默特（Albert Calmette）和介林（Camille Guerin）1921年從牛的結核菌株製成疫苗並首度試用於人體，就是現在的「卡介苗」（Bacillus Calmette-Guerin, BCG）。一旦二次大戰後普遍接種，結核病發生率就因而大幅下降。1944年發現了一種抗生素（參見164-67），即鏈黴素（streptomycin），並經證實可有效對付結核桿菌，然後1952年又發現異菸鹼醯肼（isoniazid）。結核病患者數目從此大幅減少，直到1980年代，出現了一種抗藥菌株，而且愛滋病（參見202-205頁）廣為流行，又在這些免疫系統衰弱的病人間引發一波疫情。到了21世紀，結核病依然是全球第二大傳染病，僅次於愛滋病。

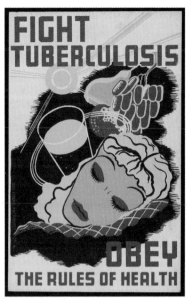

一張1936年的海報，建議預防結核病要曬太陽、健康飲食以及充足睡眠。大眾還受到警告，不要在公共場所吐痰，以免傳播病菌。

卡道巴療養院（Catawba Sanatorium）的日課表，維吉尼亞州，洛亞諾克（Roanoke），1920年	
7:15	起床鐘
8:00至8:30	早餐
8:30至11:00	照醫生囑咐，休息或運動
11:00至12:45	臥床靜養
1:00至1:30	午餐
1:45至4:00	臥床靜養、閱讀，但不准聊天。保持安靜。
4:00至5:45	照醫生囑咐，休息或運動
6:00	晚餐
8:00	若醫生囑咐就要吃點心
9:00	全部病患到大廳集合
9:00	全院熄燈

史諾的霍亂地圖
John Snow's Cholera Map

地點：英格蘭‧倫敦

時間：1854

領域：流行病學

嘴唇發紫，形容枯槁，眼神空洞，腹部凹陷，四肢縮起發皺就好像被火燒過一般，都是這重病的特徵；這是因巫師使用咒術所致，要來處罰英勇的人。
—— 印度古吉拉突邦（Gujarat）的寺廟刻文，公元前400-300年

早在古時候的印度就有類似霍亂的病列入記載，但一直要到19世紀，歐洲、俄羅斯和美洲之間開啟了多條的貿易路線，這病才開始在全世界廣泛流行起來。它的症狀相當可怕，嚴重下痢很快就會導致脫水。發病的嚴重程度十分嚇人，差不多有一半患者會在幾天之內過世，有的案例甚至只不過短短幾小時而已。大多數科學家都認為這病是由「瘴氣」所致，也就是大氣中的污濁沼氣，然而，有位在倫敦開業的產科醫生名叫史諾，下定決心要更深入弄清楚其中奧祕。

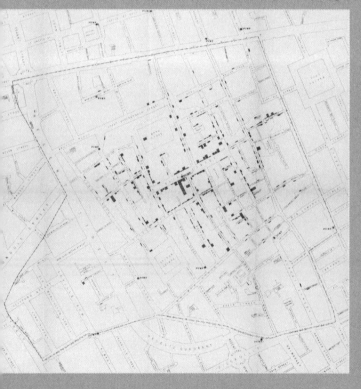

霍亂大流行

　　1817年，強降雨導致印度四處洪水肆虐，隨著而來的是一場破壞性極強的霍亂疫情大爆發。疫病迅速在東南亞諸國之間擴散開來，在1823年消退之前還曾遠達阿拉伯半島，期間奪走幾十萬人的性命，在痛苦中過世。患者遇到的第一個症狀是虛弱、盜汗，然後腹部激烈絞痛並伴有水瀉。幾小時之內，病人會變得極度脫水，受盡折磨而死。1829-33年二度流行期間，這病傳到中國、俄羅斯、歐洲還有北美洲。可能是被愛爾蘭的移民帶著渡過大西洋而來，到1833年，已傳到拉丁美洲。第三度大流行，恐怕也是傷亡最慘重的一次，1852年從印度開始爆發，接下來7年當中幾乎傳遍全世界，讓超過100萬人喪命。單單是英格蘭一地，1854年就有23,000人死於霍亂。

　　各國政府試過要實施檢疫，就跟鼠疫流行期間一樣的作法，但如此措施似乎也沒有什麼效果。放血治療毫無作用，甘汞（calomel，成分為氯化亞汞）被當作瀉劑開給病患服用，以將此病排出體外，但恐怕只是增加痛苦罷了。其他曾試過的治療法只有鴉片，用來緩和腹部絞痛不舒服，卻沒有治療效果。醫生全都束手無策。

史諾的偵探工作

　　顯然貧窮的人要比有錢人更容易染上霍亂，這就讓人想到此症是由於在不夠衛生的生活環境裡接觸到污穢不潔。奇怪的是，霍亂的傳染方式和之前的鼠疫似乎並不相同，因為醫生治療病人之後自己卻能安然無事。身為倫敦的產科醫生並且是麻醉術的先驅（參見101頁），史諾對這種疾病

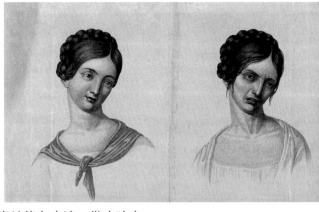

年輕女子得到霍亂前後的模樣。皮膚和嘴唇會由於缺氧而呈現藍色，凹陷的雙頰指出脫水狀態。

霍亂的致死原因

經過短則幾個小時長則可 5天的潛伏期，得到霍亂的人會突然之間腹部絞痛而開始拉肚子，就此倒下。他們會覺得十分口渴，但飲水會導致劇烈嘔吐；他們很快就會因為脫水而流失幾近四分之一的體重，導致眼眶凹陷。血液變得濃稠，皮膚因缺氧而呈藍色，同時，電解質（尤其是鉀）的流失造成心跳不穩，因而致命。某些案例之中，病人可能外表看似健康卻在幾小時之後死亡。

極感興趣，1848年在英格蘭爆發流行之後，他還為此寫過宣導小冊子。他發現，由於此病先攻擊消化系統，就指出病因是從口入，要是真由沼氣造成的話應該是肺部先受害才對。史諾推測，霍亂病人的家屬如果不小心攝入留在床單或衣服上的排瀉或嘔吐物，很可能會染病，而且他還準確斷定爆發流行是因為水源受到糞便污染。

1854年7月又在倫敦爆發一波新的疫情。8月29日至9月11日之間，蘇活區（Soho）小小一塊擁擠的地域裡，有住家、作坊和餐廳，將近700人因而喪命。史諾做了一張地理位置的網格圖，定出每個死亡案例的位置，結果發現都集中於直徑不到450公尺的範圍內，圍繞著布洛德街的公共水井。他把自己的推論告訴當地官員，費盡唇舌要他們將抽水唧筒的手把卸下。三天之後流行病就終止了。

布洛德街訪查

受命調查1854年霍亂疫情的保健委員會忽略了抽水唧筒所顯示的跡證，反而怪罪「未經查明的某種大氣或廣泛散布的病原」。然而，當地的聖路加教堂決定自己著手調查，在史諾協助之下，進行住民訪談，以找出為何有些人被感染有些人卻沒事。他們發現，飲用過布洛德街水井的137人當中，80人得到霍亂。另外297位住在附近但沒喝那水的人，僅20人染病。後面那一群人還包括布洛德街釀酒廠的工人，喝的水是取自酒廠自備的水井，或是喝釀出來的啤酒。這些發現看來相當實在。

有個病歷讓史諾相當困擾：住在距蘇活區有一段路的一對嬸姪也因霍亂而死。他詢問女子的兒子，後者跟他說這女子之前在布洛德街住過，對那水的味道特別滿意，還叫人幫她裝瓶

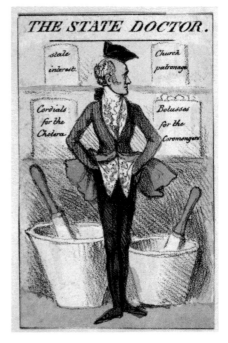

THE STATE DOCTOR.

這幅漫畫當中，把國家比喻成向國內病人叫賣無效藥品的醫生，例如像是用來治霍亂的補酒。19世紀有很多這類補酒，成分不外乎水果、香料、藥草和鹽類。它們並非治療用藥，但或許能夠有助於補充水分並重建電解質平衡，前提是病人要有辦法喝下肚而不吐出來。

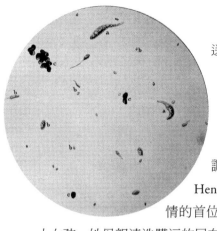

顯微鏡下觀察到的霍亂弧菌（Vibrio cholerae），一種逗點狀的桿菌。飲用被糞便污染的水，吃下受到污染的魚或貝類，或隔餐剩飯在食用之前未經充分加熱，就會受到感染。

送來。有一瓶水是在8月31日裝的；兩位死者都喝了，隔天不幸染病身亡。

最開始的疫情是從哪而來，仍然是個問題。其中一位調查者，懷海德牧師（Reverend Henry Whitehead），發現蘇活區疫情的首位患者是一位住在水井邊的5歲小女孩。她母親清洗髒污的尿布然後倒進廁所，但髒水滲到水源裡讓唧筒抽取，感染從此散布開來。史諾早就懷疑是下水道配置不良，如今終於獲得證實。

認出霍亂桿菌

仔細查看布洛德街水井取來的水，史諾可見到裡頭有白色的微粒，他懷疑這些可能就是疾病的原因。他沒法辨認出這些是什麼；要由柯霍（Robert Koch，參見117-18頁）贏得此一殊榮。他發現霍亂桿菌在溫暖、潮濕的環境下繁殖，而且並不會在其他腹瀉致死患者的腸道內出現。

長期以來，科學界一直不願放棄瘴癘論。1874年所舉辦的一場國際研討會當中，科學家一致投票通過「環境空氣是霍亂致病媒介的主要載體」。然而，多虧史諾以及聖路加教堂的團隊，接下來幾十年當中意見的潮流開始轉向。他們的發現在公共衛生方面極具影響力，促成修建安全的下水道排放系統，而且史諾採用的方法至今依然是許多流行病學研究的基礎。

死後尊榮

義大利科學家帕契尼（Filippo Pacini）用顯微鏡檢驗因霍亂死亡患者的腸道黏膜，首度發現霍亂弧菌。他把這些肉眼可見的逗點狀生物體稱做弧菌（Vibrio），並在1854年發表一篇相關論文，但科學界忽視他的這項發現，而且史諾看來也不曾聽聞此事。帕契尼還辨識出死因是體液以及電解質大量流失，建議要以靜脈注射生理食鹽水治療病人——後來證明這項策略最為有效。1965年，即將此菌命名為霍亂弧菌，以紀念帕契尼的先期貢獻。

南丁格爾的提燈
Florence Nightingale's Lamp

地點：斯庫塔里（Scutari，現為土耳其伊斯坦堡的一部分）

時間：1854-55

領域：護理

14 世紀開始有法令規定，醫生要行使職務必須擁有大學頒發的醫學學位，然而各大學都選擇不招收女學生，以致女性被排除於醫生這個行業之外。各種相關公會，例如像是理髮師－外科醫師的行會，也不願接納女性會員，所以對於醫療照護專業懷有熱忱的女人，只能照顧親朋好友或是鄰居。到了19世紀初，公共醫院裡就會雇用較低階級的婦女打掃還有餵病患進食，然而，不管妳是出身哪個階級，如果要一名女士去照顧躺在床上的病人，那鐵定成了一大醜聞。就在這個時候，南丁格爾出現了，這位「提著燈的女士（lady with the lamp）」一舉打破根深蒂固的成見，建立起現代的護理專業。

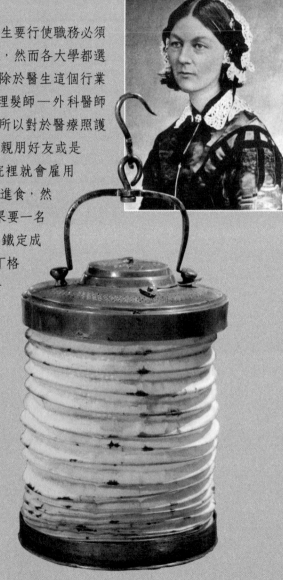

> 我的成功是因為——從來不找藉口也不接受藉口。
> ——南丁格爾

從禱告到護理

宗教修會照顧病人有很長的歷史，打從中世紀開始，修女就在修道院設的醫務室裡工作。巴黎的主宮醫院（參見40-43頁）就是由奧思定會（Augustinian）的修女負責營運，而且許多早期的醫院裡都由婦女擔任雜役工作。然而，到了19世紀，幾乎沒受過訓練的女士在倫敦擠滿病患的醫院做事，傳出去真是不像話；狄更斯諷刺她們喝得醉醺醺，亂七八糟而且漠不關心。許多女性產婆都被男人趕出此業（參見76-81頁）而且當地「接生婆」的民俗知識往往會被醫生斥為「老太婆講古」。

19世紀初新一代的女性渴望突破禮教束縛，協助病患。1836年，福利德納牧師（Reverend Theodor Fliendner）在德國的開塞斯韋特（Kaiserswerth，現為杜塞道夫部分）設立一所極富影響力的3年制學校，讓護士接受照護病患的訓練。不列顛的社會改革人士弗萊（Elizabeth Fry）造訪開塞斯韋特，受到激勵也在倫敦設了一所護理專科學校（Institute of Nursing），訓練英國國教的女信徒。1851年，南丁格爾也去了開塞斯韋特，回國後她在倫敦哈雷街（Harley Street）一間照顧貴婦的醫院擔任督導，但她的機會還沒來。

直到克里米亞戰爭現場的消息傳回國內，指出不列顛的士兵成千上萬在那等死，多半是因生病而非作戰受傷，法國或俄國的軍隊都有慈善姊妹會（Sisters of Charity）照料而英國軍隊卻沒有，南丁格爾聽到這新聞義憤填膺。1854年11月，她率領一隊女士出發前往斯庫塔里

斯庫塔里的營區醫院，1854-56年克里米亞戰爭期間，南丁格爾和她的護士團隊在此治療受傷的士兵。

西柯爾

1830及1840年代，生於牙買加的西柯爾（Mary Seacole）在巴拿馬和古巴照顧不列顛的軍人，用她調製的草藥以及細心照料，讓得到霍亂和黃熱病的患者有機會痊癒。克里米亞戰爭前幾個月爆發霍亂流行的時候，她主動願意趕過去提供協助，但英國政府因她是有色人種而拒絕了。這並不能制止西柯爾，她自己搭船到前線，設立了「不列顛之家」，提供家鄉菜和藥草方劑給有需要的人。她常會冒險走入戰地治療傷患，在士兵心中極受歡迎。

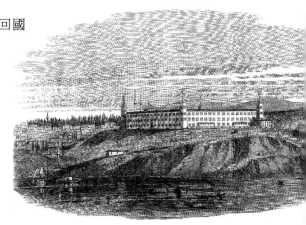

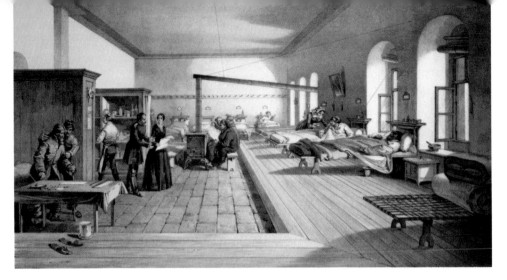

營區醫院的病房：南丁格爾從這兒的工作經驗學到很多衛生措施，然而戰爭中死亡的不列顛士兵當中還是有80%是死於疾病，而非作戰受傷喪命。

（如今是土耳其伊斯坦堡的一部分），設立「營區醫院」（Barrack Hospital），成了不列顛的民族女英雄。

戰地護理

南丁格爾並不了解微小的「病菌」可能要為人類的疾病負責，不論如何，她非常相信整潔，一到營區醫院就從上到下好好刷洗一番。打開窗戶讓空氣流通，還供應營養的餐食。她不曉得，這所醫院是建在舊的陰溝之上，裡頭充滿了腐敗的動物屍體，所以一開始醫院的存活率並不好，然而一旦排水溝清理乾淨，就得到大幅改善。出於禮貌之故，她不讓護士在晚上到病房，反而親自巡夜查房，手裡拎著土耳其式提燈，安慰傷患。回到英格蘭之後，她在倫敦的聖托馬斯醫院開設一所護理學校，還寫了一本極具影響力的書：《護理記要》（*Notes on Nursing, 1859*），成為受訓護士的教材。

1861-65年間，美國內戰爆發，有3,000位婦女為傷兵提供護理服務，其中多半沒有在外工作的經驗。推動心理衛生運動的迪克斯（Dorothea Dix）被指派為聯軍護士的總督導，而她決定盟軍傷兵應接受到與己方同樣的照顧，這使得她贏得

> 醫學如此遼闊，和大眾利益如此緊密糾纏，與所有年齡、性別以及階級的人都有關係，但在個人層次卻又具有如此私密的特質，應被視為那種龐大而包羅萬象的事業，需要男性和女性一同攜手合作才能滿足一切必要需求。
>
> —— 布萊克威爾（Elizabeth Blackwell），《為女性進入醫療行業所做的開創性工作》（*Pioneer work in opening the Medical Profession to Women*），1895

普遍尊敬。鼓吹反奴隸的塔布曼（Harriet Tubman）在南卡羅萊納州外海島嶼經營內戰醫院，巴頓（Clara Barton，參見126頁）則在幾場大戰役前線後方的醫院工作。這幾位女性都名留青史，也都有助於改變人們對醫療界女性的態度。當然要走的路還很長，但1872年美國第一間護理學校已在費城設立。

女醫師

有一間克里米亞的戰地醫院，其存活率一直都要比南丁格爾那間更高。那間醫院是由巴瑞醫生（Dr. James Barry）負責，他是在蘇格蘭的愛丁堡大學接受醫學訓練，並因滑鐵盧之役（1815）的出色表現而成為不列顛軍醫院的總督導。一直要到1865年因痢疾過世之後，才發現他原來是位女性，原名瑪格麗特‧波克利（Margaret Bulkley），她就是英國第一位合格女醫師。

不列顛出生的布萊克威爾（Elizabeth Blackwell）能在紐約日內瓦醫學院就讀，是因為由學生投票決定她是否可以入學的時候，眾人都以為這事很可笑而投票贊成。1849年她以優異成績畢業，卻無法找到醫院的工作，因此她和妹妹自行開業，即「紐約貧困婦幼病院」（New York Infirmary for Indigent Women and Children）。她後來搬到倫敦，1874年建立女子醫學院，並和第一位自學取得醫師資格的不列顛婦女安德森（Elizabeth Garrett Anderson）合作。安德森沒法直接進入醫學院，先從藥劑師學會取得執照，然後去巴黎接受最終的醫師考試。由於她的推動，從1876年開始，英國大學總算允許女性就讀醫學。全球各地都發生如此轉變，如今許多國家醫學院的學生已經是女多於男。

三位醫學界的女性先驅：布萊克威爾，美國第一位取得醫師資格的女性；安德森，英格蘭第一位合格醫生；蘇格蘭醫生傑克斯－布雷克（Sophia Jex-Blake），她領頭要求能讓女性接受大學教育。

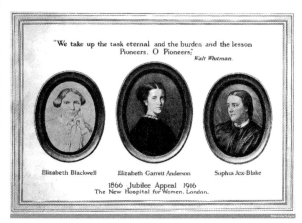

"We take up the task eternal and the burden and the lesson Pioneers, O Pioneers."
Walt Whitman.

Elizabeth Blackwell　　Elizabeth Garrett Anderson　　Sophia Jex-Blake

1866　Jubilee Appeal　1916
The New Hospital for Women, London.

巴斯德的燒瓶 Louis Pasteur's Flask

地點：法國

時間：1859

領域：微生物學

機會只留給準備好的人。
——巴斯德，1854

19世紀中葉，醫學許多領域都有了重大躍進，然而最為重大的恐怕要算是逐步接受了人們的疾病是由活體微生物所導致的理論，而非蓋倫所說的瘴氣論。顯微鏡技術的改進，代表了微生物（microorganisms）可為人所見，但造成疾病的是哪些微生物呢？當時競爭氣氛十分熱絡，研究者爭相發表成果，以搶在對手之前占得先機。法國微生物學家暨化學家巴斯德，就算得上是那個時代的一位巨匠。雖然現在他最為人所熟知的是發明了殺菌法，但其實他還有許多創新的發現，有些是用了設計巧妙的鵝頸燒瓶。或許他偶爾會在做實驗的時候抄捷徑，還把別人的研究當做自己成果，但這一點也不會改變他在歷史上的重要性。

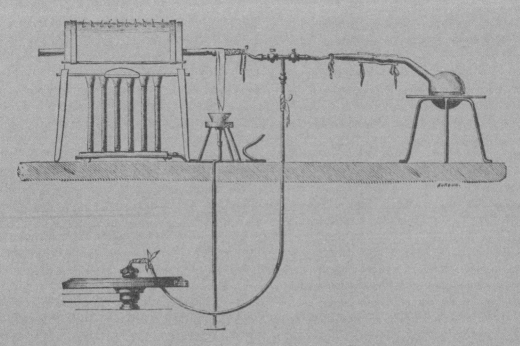

病原論

公元前一世紀，羅馬的學者瓦羅（Marcus Terentius Varro）就曾猜測，瘧疾（參見86-91頁）可能是由「眼睛看不到的微小生物」所導致，但他領先同時代的人好幾百年，那時的人全都忽略他的理論。1546年，義大利醫生弗拉卡斯托羅（Girolamo Fracastoro）寫了一篇論文，提出像是衣服之類的無生命物質可能會孕育「污染的根本種子」因而造成感染。但他也鮮少受到關注。雷文霍克把病人的血放在顯微鏡下觀察，發現了「微動物」（參見82頁），一開始還認為那些算是症狀。由此預設論點躍進到證明這些微生物確實導致疾病，真是個很大進步。

漸漸風潮開始轉向。1835年義大利病理學家巴謝（Agostino Bassi）發現一種蠶得的病叫做褐僵病（muscardine）是由一種微小的活孢子所致。匈牙利醫生塞麥爾維斯（Ignaz Semmelweis）在1840年代確立了醫學院學生手上的污染物導致產褥熱（參見81頁）。1854年史諾推測感染的水中所含白色物質就是霍亂的病原（參見109頁）。不過，證明後來所謂「病原論」（germ theory）的兩位關鍵人物是巴斯德和他的競爭對手德國醫師柯霍（Robert Koch）。

拯救釀酒業

當巴斯德在阿爾薩斯首府史特拉斯堡擔任化學教授的時候，在1848年有了一項重大發現，這成為他對科學界最具原創

鵝頸燒瓶

在巴斯德那個年代，自然發生論（參見84頁）依然普及，但巴斯德並不相信那套理論。法國科學院懸賞2,500法朗要贈予能解答此事的人，巴斯德設計出一個漂亮的實驗器材。他製作許多燒瓶，都具有細長而彎曲的管子接到燒瓶脖子，在裡頭把肉汁煮沸，以殺死任何的微生物。有些燒瓶在頸部放有濾材，而另一些沒有放，但不管那一組，彎管都十分狹窄，灰塵和土壤無法穿透，巴斯德展示給大家見到這兩類燒瓶內的肉汁都沒有受到污染。除非把燒瓶弄破而與外界的活體生物（例如灰塵裡的孢子）接觸，不然瓶內並不會長出什麼東西。因此，微生物並不是肉汁裡自然生出。巴斯德堪稱典範。

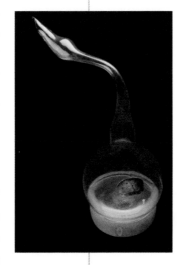

巴斯德在1862年所設計鵝頸燒瓶的複製品，他用這裝置駁斥自然發生論。這設計並非無懈可擊，因為煮沸肉汁並不能殺死所有微生物，但大家普遍都已接受他的論點。

性的貢獻。當時他正要解決光線穿過酒石酸晶體的偏振現象，發現一樣的分子會有左旋式及右旋式，而由生物產出的總是左旋。這項發現正是觀察及演繹推論的精巧表現，讓他在學術生涯初期就聲名大噪。

　　1854年他被認命為里爾大學（Lille University）的理學院院長，位在法國北部。釀酒業一直深受酒會變酸的困擾，便敦請他協助找出原因。沒多久，巴斯德就發現，把糖轉變成酒精的發酵過程是由一種稱為「酵母」的微生物作用所致。他進一步闡明，葡萄皮上的酵母菌會導致發酵，但這過程也會由於微生物的污染而產生乳酸──因此使得酒發酸。

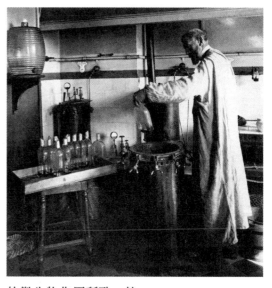

巴斯德在里爾大學任職期間，調查葡萄酒的發酵。據說他曾經講過「一瓶酒包涵的哲理，要比世上所有的書還豐富。」

　　巴斯德展示，把啤酒和葡萄酒加熱可殺死造成酸敗的細菌。煮沸會破壞風味──但他經實驗發現只需加熱至130 ℉（55℃）就足以延長飲品的享用期。同樣道理，如果用於乳品，殺死細菌、酵母和黴菌，避免傳染疾病，包括像是結核病和布魯氏桿菌病，是公共衛生領域的一大進步。

病奄的絲蠶

　　接下來，巴斯德的注意力轉往另一個問題，即法國南部絲織品工業飽受困擾的蠶病，蠶微孢子蟲病（*pébrine*）以及蠶軟腐病（*flecherie*）。他花了六年的時間在實驗室裡研究蠶，而他的妻子瑪麗還協助養蠶。巴斯德發現，感染是由微孢子寄生蟲傳播，還發明一套篩檢蠶卵的方法，就能找出受感染的並予以銷毀，他的方法持續使用至今。

　　進行絲蠶研究那幾年，巴斯德的五個孩子死了三個，兩名死於傷寒，另一位則是腫瘤。1868年他中風發作，導致幾乎半癱，但同事協助改裝實驗室，讓他能夠繼續工作下去。或許

我已來到奧祕之源，那神祕的面紗越來越薄……老婆常罵我傻，但我安慰她說，跟著我一定可以功成名就。
──巴斯德，書信，1851

是由於這些悲慘事件所造成的結果，促使巴斯德把注意力轉到微生物在人類疾病方面所扮演的角色，在此同時，德國柏林近郊的內科醫生柯霍在小型、個人家庭式實驗室裡做出的研究成果，也鞭策著巴斯德前進。

柯霍的發現

柯霍是位小心謹慎，做事有條理的科學家，他發明了在固體媒材上培養純種菌落的方法（先是用動物膠，然後改用洋菜凍），還加以染色，讓細菌能透過顯微鏡觀察到。他的助手佩特里（Julius Petri）發明了用來培養細菌的培養皿。運用這些工具，柯霍擔起艱鉅的任務，要把微生物和它們所導致的疾病牽上關係。

他以炭疽病（anthrax）開始，在他住的那個地區，家畜都深受這種疾病所害。1849年他已在患病動物的血裡找到細菌，但柯霍想要證明這是原因而非結果。他們把取自死亡動物的炭疽菌注入老鼠體內，還將健康動物的血注入別隻老鼠做為對照。注射炭疽菌的老鼠發病死亡，然而對照的老鼠健康無礙。柯霍反覆做此實驗，1876年將結果發表之前已經用了二十個世代的實驗鼠。柯霍後來會發現導致結核病的桿菌（1882），造成霍亂的霍亂弧菌（1883-4），運用他的方法，其他人還會找出導致斑疹傷寒、破傷風以及鼠疫的病菌。1905年他因此而獲頒諾貝爾獎。

柯霍的基本假設

柯霍定下四條規則，或「基本假設」，適用於實驗，以證明某種微生物是否就是某個疾病的肇因：

- 所有患病生物體內都有某種特定微生物，但健康者身上找不到。
- 必須將該微生物分離出來，並培養出純種菌落。
- 若注射到健康宿主體內，如此培育出來的微生物應該會導致所研究的那種病。
- 從因此感染生物體內培養出的微生物，必須和原本取得的微生物一樣。

後來發現可能會有無症狀帶原者，例如霍亂和傷寒，而且並不是所有暴露於感染源的生物體都會染上這病，柯霍又將這些規則做了修正。

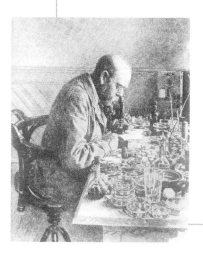

柯霍是位合格醫師，這點和巴斯德不同。他日間工作，利用閒暇時間進行他那突破性的研究，以自家公寓為實驗室，工具是他妻子送的一架顯微鏡。

實驗室裡培養疫苗

只要找到正確方法，新發現
就像是摘下樹上成熟的蘋果
一樣容易。
—— 柯霍，1882

認出一項疾病的病原，並不必然能讓科學家更容易找到治癒之道，但巴斯德決心要往下走。他想到，說不定能夠發展出疫苗對抗疾病，就像之前簡納（參見92-95頁）那樣，就開始用雞霍亂來做實驗。1879年，有位助理不小心把培養很久而已受破壞的霍亂病毒注入雞體內，使得牠們出現中等程度的病徵但不會致命。顯然這些雞由於弱化的菌種而獲得免疫力。巴斯德把注意力轉向炭疽病，試著在實驗室裡把分離出來的桿菌弱化，先是在培養物裡加入殺菌劑，再拿去加熱。1881年他把農場裡一半的動物用這種已弱化的炭疽桿菌注射，兩星期之後再用毒性完全的炭疽菌全都注射一次。已經接受過疫苗的動物並沒有染病，但其他的動物都陣亡了。

1885年，有位巴斯德的助手名叫胡斯（Emile Roux），做出一種狂犬病（rabies）疫苗似乎能在狗身上發揮功效。巴斯德對於把它用在人類十分焦慮，更何況他並非合格醫師，可是一位名叫麥斯特（Joseph Meister）的少年被狂犬咬過之後被送來找他，因此他決定要冒個險。他請來一位醫生，進行每日注射連續14天——結果少年並沒有得到狂犬病。

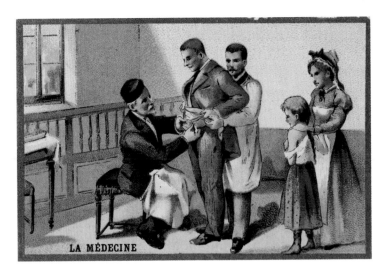

LA MÉDECINE

巴斯德在病患身上注射狂犬病疫苗。事實上，巴斯德自己並不能為病人打針，因為他並不是位合格的醫師。

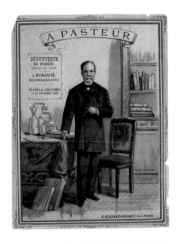

> 巴斯德先生，你所引述的那些實驗恐怕會給你帶來麻煩。你想要把我們帶入一個空想的世界裡去。
>
> ——法國大報《新聞報》(*La Presse*)，1860

牆上的字表明巴斯德發現治療狂犬病的方法，這病在19世紀的歐洲廣為流行而且絕對致命。

巴斯德研究所

1887年巴斯德在巴黎設立了巴斯德研究所（Pasteur Institute），以繼續研究微生物致病的機制並開發疫苗。他將擁有不同專業的科學家聚集在一塊，讓他們能夠用頂尖的設備和器材進行研究，很快地就得到源源不絕的成果：

- 巴斯德的助手胡斯和耶爾森（Alexandre Yersin）闡明，造成兒童大量死亡的白喉（diphtheria）病菌是如何將毒素散布到病者全身，並且發明了抗毒劑治療白喉。
- 耶爾森分離出鼠疫桿菌，正是這種細菌導致腺鼠疫大流行（參見56-61頁）
- 拉弗朗發現瘧疾是由原生動物所導致（參見88-89頁）。
- 萊傑（Jean Laigret）發明對付黃熱病的疫苗（參見91頁）。
- 卡耳默（Calmette）和介倫（Guérin）發明結核病疫苗（參見105頁）
- 尼科勒（Charles Nicolle）發現斑疹傷寒是如何傳播（參見189頁）
- 研究院內的一個團隊發現了愛滋病毒導致愛滋病（參見202-205頁）

直到今日，巴斯德研究院依然是站在對抗傳染病全球戰役的最前線。

巴斯德爭議

1895年死於腦中風之前，巴斯德要家人絕對不可把實驗筆記拿給別人看。一直要到1971年這些筆記才公開，而且研究人員終於了解為什麼他要求保密。筆記洩了他的底，實驗結果往往經過修飾，甚至倒因為果假設數據。他關於製造炭疽病疫苗的說法不實，當時他說是經過氧氣處理，而事實上他是以取自一位同事杜桑（Henry Toussaint）的樣本，而且是用殺菌劑減弱活性。他號稱已經在千百隻狗身上試過狂犬疫苗，才拿來給麥斯特注射，而事實上他的筆記顯示只做過幾回試驗。而且他很多關於發酵的「發現」其實是出自他人之手。

119

巴斯德的燒瓶

史耐倫視力檢查表
The Snellen Eye Chart

地點：荷蘭‧烏得勒支（Utrecht）

時間：1862

領域：眼科

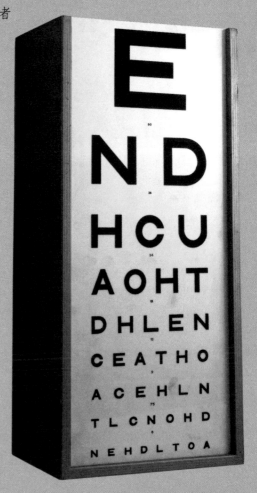

18和19世紀的科學進展，促發許多醫療領域的進步，眼科也是其中一項。醫生對眼睛的生理解剖、運作方式以及可能的疾病都有嶄新認識。18世紀，隨著很大比率的人口學會閱讀識字，眼鏡（eyeglasses）變得越來越普及，但通常人們都是依據使用者年齡，來了再挑。一直要到19世紀，丹德斯醫師（Dr. Franciscus Donders）發明了一種診斷視力精準度的辦法，也就是要病人看著牆上的字，說出他們能看到什麼。他自己沒空發明視力表，所以就把這件工作交給助手史耐倫（Herman Snellen）進行。

「克卜勒之前，人們都是瞎的；
克卜勒有一隻眼，而牛頓有兩
隻。」
——伏爾泰，引自《伏爾泰日記》
（*Voltaire's Notebooks*），1952

了解眼睛如何運作

　　科學家經歷了許多知識的重大進展，才弄懂外界影像如何透過眼睛進入腦部。早期的前輩認為，影像是在空中行進並與液態水混合在一塊（參見44頁），這是依據他們所曉得的資訊所做最佳推論。伽利略和牛頓都為光學透鏡的改良鋪好了路，可是一直要到17世紀初期，天文學家克卜勒（Johannes Kepler）才能正確描述眼睛的運作方式。他讓世人了解，水晶體和角膜是折射媒介，將上下顛倒左右反轉的影像投射到視網膜，即接收訊息的感應板。他還進一步指出，影像接著會在「腦子裡」經「心智作用」而加以修正──除了所謂心智活動這部分，大致來說正確無誤。

　　透鏡的技術持續改良，1851年德國物理學家暨醫生漢姆霍茲（Hermann von Helmholtz）發明了檢目鏡（ophthalmoscope），可以直接見到眼睛最裡面，一夕成名。他寫的《生理光學手冊》（*Handbook of Physiological Optics*）解說他對深度、動作和顏色感知的理論，成為眼科醫生的標準參考書。他還發表了一個理論，說明瞳孔收縮如何增加景深，並解釋無意識干擾對於視覺感知的作用（例如像是視錯覺或潛意識判斷）是由於視神經處理視覺印象的方式所致。十多年之後丹德斯和史耐倫設計他們那視力表的時候，依然深受這部著作影響。

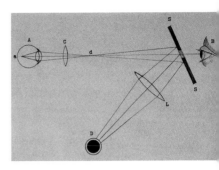

漢姆霍茲所做檢目鏡的示意圖，這裝置讓醫生見到眼睛最深處。大不列顛的巴貝（Charles Babbage）宣稱這是他發明的，可是他沒有公開對外發表。

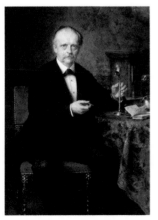

科學家漢姆霍茲對物理學和醫學都能瞭若指掌。他在能量守恆、熱力學以及視覺等領域都提出重要理論。

眼鏡

培根和史匹納（參見47頁）發明了最初步的眼鏡，後來就很流行要把有學問的人畫成戴著眼鏡的模樣。最早期的眼鏡是要矯正老花眼，然後是遠視，到了16世紀則出現了近視眼鏡。有些眼鏡沒有鏡腳，有的可從中折疊，而且造形風格和使用的材質都各不相同。街頭小販備有整簍的眼鏡成品，你得要從中挑一副合用的，或與年紀相襯，因為當時認為每個人視力衰退的速度都差不多。1640年代，不列顛只有30%的人能夠閱讀，但到了18世紀中葉這比率增加到60%，對眼鏡的需求也隨之大增。

檢測視覺敏銳度

除了熟練的醫生，最早期的檢目鏡並不容易操作，但這儀器提供一個辦法，能檢查很大範圍的眼睛狀況。荷蘭眼科醫生丹德斯率先利用這好處，他在1850及60年代普遍被認為是眼科方面的權威人物。他發明了眼壓計，可測量眼內壓力，讓他可檢測出誰有青光眼風險。他製做透鏡治療散光（水晶體無法在視網膜上清楚成像）。醫師們一直把患有眼疾的病人轉給他處理，1858年他在烏得勒支設立「荷蘭急性眼疾病患醫院」（Netherlands Hospital for Necessitous Eye Patients）。

丹德斯把設計視力表以測量視覺銳敏度的工作委交給年輕的同事史耐倫。之前的檢查方式是使用不同大小及字體的鉛字，丹德斯認為要是能有個標準版本會很有幫助。史耐倫先在1861年試過用符號，例如像是圓形、四方形和箭號，但病患辨識圖像的方式太過殊異，因此他改而決定要用字母和數字，稱為「驗光字體」（optotype）。所有的線條粗細均相同，線條之間的空白間隔也是如此，而且每個字的長寬比為五。原本的表有五行驗光字體，越往表的下方越小。受測的人站在6公尺之外，用單眼觀看並念出表上文字，從最上方開始。能讀出的最小字那行，就表示那眼的視覺敏銳度。

史耐倫計算視覺敏銳度的方法是將受試者能夠看見最小字體的大小除以測驗距離。因此標準就成為人們熟知的20/20視力。多年來這個測量系統經過多次改良，而且有不同版本，以防患者會靠記憶回答，但史耐倫所立下的原則至今依然適用。

治療眼疾

18和19世紀往往被稱做是「眼科的黃金時代」（其實是第二次了，之前還有個更早的伊斯蘭眼科醫術昌盛期—— 參見44-47頁），這段時間出現好多新的治療方法對付久遠的困擾。自古以來，就曾運用針將白內障推開，這技法稱之為「針撥術」（couching），但這會造成之後的視像無法對焦。第一次真

追求科學之際，只尋找立即實際用途的人絕對會發現他什麼也找不到。
—— 漢姆霍茲，《學術論述》
（*Academic Discourse*），1862

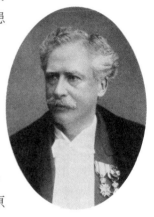

史耐倫：以他為名的視力表在美國的銷量超過任何海報，不過如今它已被電腦生成的影像所取代。

正的白內障外科手術是在1748年做的，戴維爾（Jacques Daviel）把渾濁的水晶體從囊狀組織中取出；切口癒合之際病人得要用砂袋放在頭邊以求固定不動，不過他的方法有些效果，而白內障移除現在已是十分普遍的手術。

隨著外科手術變得更加安全，眼科醫生就可用外科方式治療更多眼疾。1856年柏林的內科醫生葛雷夫（Albrecht von Graefe）發表一個稱為廣泛虹膜切除術（iridectomy）的手術，以消解急性青光眼的充血情況，這現象早就被希波克拉底注意到，但在這之前都表示一定會失去視力。20世紀初，瑞士洛桑的戈南（Jules Gonin）發明了治療視網膜剝離的方法，這狀況在之前都是會造成失明；而1922年威爾斯卡爾第夫的托馬斯（Tudor Thomas）把取自動物的角膜移植物放入人類眼中。20世紀有了雷射（參見199頁）還有超音波以及微創手術技法等發展，就表示許多前人會因而失去視力的眼疾如今已能獲得治療。

聽力學

希波克拉底認為，失去聽力是由於風的方向改變所致，耳鳴和腦部外傷也會造成同樣的問題。醫生會試著用很大的聲響刺激耳部，但在20世紀之前耳聾的治療一直沒什麼實質進展。1920年代，發明了聽力計以測量聽力損失（hearing loss）；然後，二次大戰後，很多復員士兵都患有聽力障礙，若不是因外傷而起，就是砲的震波或噪音傷害。美國人卡哈特（Raymond Carhart）發展出一套運用音叉進行的聽力測試，並創了「聽力學」（audiology）一詞。第一個電子式的助聽器是在1898年製造的，如今精密的耳內移植技術可讓很多人重拾聽力。

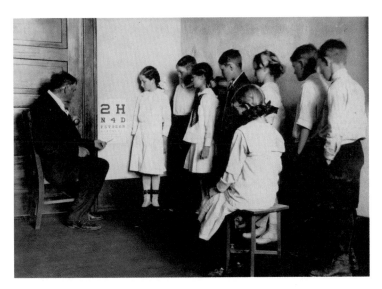

用史耐倫的視力表為五年級學童檢測視力，1917年，美國奧克拉荷馬州。21世紀，近視眼的盛行率已經比之前50年翻了一倍，因為孩子們要比前人花更少時間在戶外遊玩。

紅十字標記 The Red Cross Symbol

地點：瑞士‧日內瓦
時間：1861
領域：戰地醫療、人道救援

瑞士商人杜南（Henry Dunant）1859年到索爾費里諾戰役（battle of Solferino）的陣地一遊，被當地苦難的景像嚇壞了，多達4萬人死的死、傷的傷，全都躺著無人聞問，幾乎得不到什麼醫療照顧。他想出一個點子，要組織一個中立的社團，由受過訓練的志願者治療傷兵。醫療人員會戴上白色臂章，上頭有個紅色十字標記表明他們的身分。這想法後來大大改善戰士的醫療處置，很快地連和平時期也持續沿用。

克雷莫納（Cremona）一間醫院裡，有位義大利醫師曾經說過：「我們把好東西留給聯軍，只給敵人極少必需品。如果他們死了，那也不干我的事！」他又添上幾句，想要為剛才那粗野的話找藉口，說他聽別人講……奧地利的人放著法國—薩丁尼亞的傷兵不顧，任憑他們等死。
　　—— 杜南，《索爾費里諾回憶錄》（*A Memory of Solferino*），1862

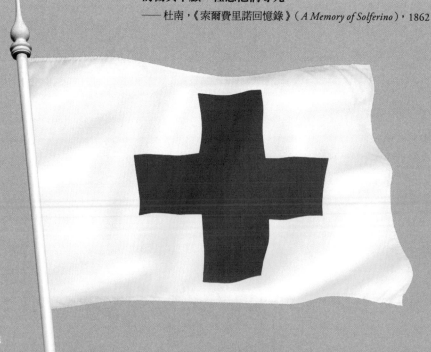

戰地醫療簡史

羅馬帝國時，羅馬軍隊擁有受過良好訓練的軍醫，隨軍治療己方的傷員。不過，根本不可能治療敵人；不幸被俘的不是被殺，就是當奴隸，或用來勒索贖金。整個中古世紀，戰俘根本不敢期望受傷會得到醫治，但到了1648年《西發里亞和約》（Treaty of Westphalia）確立敵對狀態結束之時應釋放戰俘不得要求贖金。

戰地醫療（battlefield medicine）是件殘酷的工作，忙翻天的外科醫生被戲稱為「鋸骨的傢伙」，為了避免感染蔓延得要截去傷肢。外露的組織是用火紅的鐵或滾燙的油灼燒；即使如此，被截肢的人約有半數死亡，若非大量失血，就是因為生了壞疽。

16世紀，法國外科醫生佩雷（Ambroise Paré）提出一個想法，要把出血的動脈用線紮起來，這在當時是個劃時代的創舉。到了19世紀初，拉利（Dominique Jean Larrey）開發出可移動的戰地醫院，而且他還訓練抬擔架的人和馬車駕駛，成為第一批的救護車，因他了解傷者接受治療的速度十分要緊。拉利還教醫療人員如何檢傷——也就是說，要決定哪些人需要最緊急的協助，這是依據傷勢的嚴重程度而非看他軍階或國籍。他是拿破崙軍隊的外科醫生，卻因治療雙方士兵而享有盛名。1815年的滑鐵盧之役，當拉利出發救助傷者的時候，威靈頓公爵（Duke of Wellington）還下令英軍停火。

1861-65的美國內戰期間，萊特曼醫師（Dr. Jonathan Letterman）創設前線急救站，傷患可以在送去醫院之前在此等待傷勢穩定，而且那場戰爭裡有許多醫師、護士為雙方傷患提供醫療照護，因為認為如此做法才符合人道的接受度也提高了。

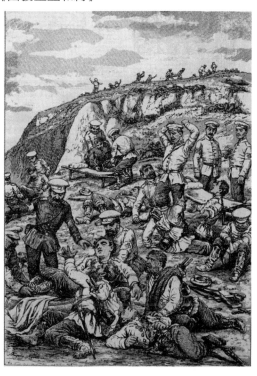

紅十字會的志願者治療1904-1905年日俄戰爭的死傷人員，臂章掛著紅白相間的標誌。俄國紅十字會設立於1879年，日本紅十字會設於1887年。

五人委員會

杜南是位喀爾文宗信徒，本來就在做人道慈善工作。1859年見識到過索爾費里諾的戰場，他就鼓吹當地百姓要協助傷者，提供食物飲水並且包紮還提供基本醫療照顧。一旦回到瑞士日內瓦，他就把這次經歷寫成書出版，書中倡議應該設立全國性的志願者組織，在各自國內接受訓練，以便在需要時能提供救援，而且他還建議要有個國際認可的特別許可，以便保護在戰區工作的醫生。

一個由醫師、律師、將軍、日內瓦保健部長官所組成的小組支持杜南的提議，並在1863年主持一個國際會議，探討應如何改善前線的醫療服務。其中一項提案就是採納白底紅十字做為國際性的符號，標示出志願者。1864年12個國家簽署第一次《日內瓦公約》（Geneva Convention）。英國紅十字會（British Red Cross）設於1870年，美國紅十字會則是1881年由巴頓設立，她在內戰期間已是十分受敬重的護士。到了1914年，四大洲已經有了45個國內救援組織。

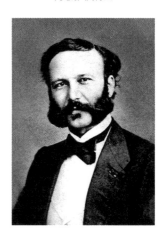

杜南導入軍籍名牌，以便能認出戰死者身分，他還鼓吹要禁絕販奴貿易，成為1901年第一屆諾貝爾和平獎的共同得主。

> 我對於之前的先例有種近乎漠視的態度，相信一定有可能會有更好的做法。只說原本事情總是怎麼怎麼做會讓我發飆。我抗拒完全受制於前例。只要能改善過去狀況，什麼新的我都願意嘗試。
> ──巴頓

20世紀的幾場戰事

第一次世界大戰期間，志願的紅十字護士與參戰國的醫療團隊一起工作，治療戰場的傷患。這些志願者當中，就有一位是美國小說家海明威，在義大利擔任紅十字會的救護車駕駛；還有一位是英國犯罪小說家克莉絲蒂（Agatha Christie），她擔任的是護士。國際紅十字會（International Red Cross）也設立了一個機構，為每一位失蹤或被俘的人建立檔案卡片，以便加以追蹤。1914至1923年之間，共蒐集到7百萬張檔案卡片，並有2千萬的信件和訊息透過紅十字會為士兵與其家屬取得聯繫。國際紅十字會也會對參戰者是否遵守《日內瓦公約》的條款提出報告，而且在壕溝戰使用毒氣的時候提出強烈抗議——這是史上首度在作戰時使用化學武器。停戰協議簽署後，他們協助42萬戰俘回到自己國家。

1919年，國際紅十字會的角色擴大到也負責救援並非戰爭所造成的危機，例如像是自然和人為的災害，而在穆斯林國家則是用紅新月標誌取代紅十字。

第二次世界大戰期間，參戰國都有自己的專業醫療團隊，因此紅十字會的責任更在於關切對待戰俘的方式、訊息傳遞以及追查失蹤人員，不過該組織還是設立了一些附屬醫院以治療參戰雙方的傷患。自此紅十字會就一直介入國際戰事以及國內衝突。

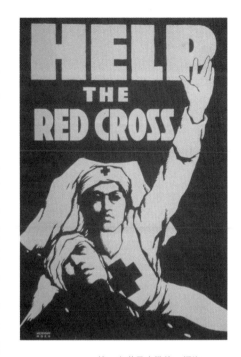

第一次世界大戰的一幅海報。戰爭期間約有9萬名不列顛的紅十字會志願者，美國有5萬人。

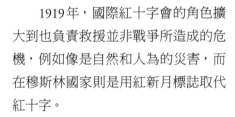

無國界醫師

1971年，有群法國醫生組成一個人道、非政府組織，名為「無國界醫生（Médecins sans Frontières）」，要把醫療團隊帶到世界上最需要的地方。他們是因1967-70的奈及利亞內戰有感而發起行動，在這期間比亞法拉人（Biafran）被圍困在十分艱難的處境之中。無國界醫生的首次行動是協助1972年尼加拉瓜地震的災民，他們研發出一種迅速反應的團隊能夠立刻投入急難地區。自此之後，他們參與提供疫苗的計劃、淨水及衛生方案、以及營養不良區域的供食中心。到了2015年，他們在超過70個國家派有超過3萬名健康照護相關工作人員。

李斯特的消毒劑噴灑器
Joseph Lister's Donkey Engine

地點：蘇格蘭·格拉斯哥（Glasgow）

時間：1871

領域：外科

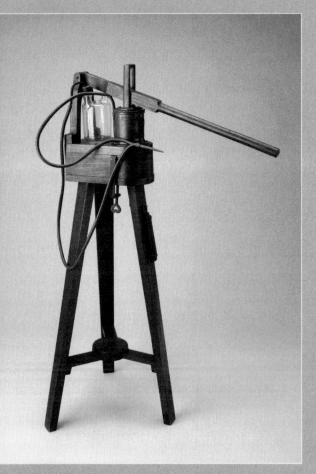

到了19世紀中葉，很多醫生都在考慮要放棄外科手術，因為術後感染（即「病房熱」）造成極高死亡率。那時還相信感染是來自瘴氣，所以許多醫院每天讓病房通風以求避免感染。通風有一點點好處，然而，要是外科醫生在處理不同病人的間隔沒有洗手或清潔器材，就會把受感染的膿從這位傳到下一位。李斯特讀了巴斯德關於發酵的理論，不禁想到是否微生物會像讓酒發酸一樣導致傷口感染。這是個巧妙的推論，他引進消毒術（antisepsis），將會讓外科手術全然改觀。

> **幾乎每個傷患都因化膿而發出惡臭，似乎自然而然會⋯⋯暫且不洗淨雙手和器材，直到包紮還有診療都已完成。**
> ——1860年代某位醫生的言論，引自《醫療史》（*A History of Medicine*），1992，杜恩（Nancy Duin）與薩克里夫（Jenny Sutcliffe）合著

無毒的黃稠膿

　　早期19世紀的外科醫生以身穿沾滿血漬的長袍為榮，而且是在浸滿血的開刀房進行手術，被稱做是「外科的陳年臭氣」，因為那就表示他們經驗十分豐富。換別的病人，他們不願洗枱布、罩袍以及器材，而且還認為「黃稠膿」可以去除不健康的體液，這說法還是由蓋倫首先提出。1860年代醫院的死亡率大約是病人總數的12%，如果是截肢者的話，將近50%。

　　1843年荷姆斯（Oliver Wendell Holmes）在《新英格蘭醫學報》（*New England Journal of Medicine*）發表了一篇文章，認為產褥熱是因接觸而傳染，還指出若干病歷是醫生在為患者進行屍驗之後染病死亡。然而，人們並沒有認真看待他的言論，而且他這篇文章沒能廣泛傳開。在奧地利的維也納，塞麥爾維斯（參見115頁）堅持認為在做過手術之後醫師生必須用氯化鈣把手洗淨，才能去看下一位病人；他的病房裡死亡率從12%降至1%，但醫療界對他的發現卻毫不在意。

　　南丁格爾的《護理記要》在1859年出版，倡導醫院病房要有新鮮空氣與陽光、純淨的水、清潔且衛生合宜，這些都是根據她在克里米亞戰爭得到的經驗，那時「病房熱」極為盛行

壞疽

壞疽（gangrene）就是某區域的身體組織沒法獲得足夠血液供應導致壞死，最常出現在肢體末稍。若是濕性壞疽，也就是19世紀醫院裡常見的類型，開放傷口被化膿菌入侵，導致組織腫脹並發出惡臭。化膿的毒性產物被吸收到血液當中，導致敗血症最後致死，唯一的治療法就是在患部以上截肢。氣性壞疽是由土壤而來的細菌感染到傷口，這在第一次世界大戰期間的戰壕裡受傷的士兵相當普遍。它會在組織內生出氣體而且很快就會成為敗血症。乾性壞疽往往是糖尿病或周邊血管疾病的副作用，而壞死性筋膜炎，即所謂「噬肉菌感染」，是由於鏈球菌所造成的罕見感染。

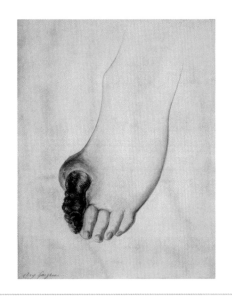

大拇趾的乾性壞疽；細胞已因沒有足夠血液達到而死亡，最後該趾會脫落。

（參見110-113頁）。她並不確實明白為什麼清潔會有用，不過她的想法大致走在正確道路上是無庸置疑的。

消毒劑噴灑器

李斯特還是位年輕醫生的時候，花了很多時間研究發炎反應，結論就是這現象本身並不是病，而是由於感染產生讓組織無用的反應。他推測可能是與巴斯德的發酵類似的程序（參見116頁）會導致開放傷口感染。在當時，是用石碳酸處理散在田間的污水，而且似乎對之後在那食草的牛隻沒什麼不良影響，因此李斯特就認為這用在傷口上應該也是安全的。1865年3月，他開始實施經過消毒的手術，所用的器材和雙手都用石碳酸清潔，而且傷口是用5%石碳酸溶液浸過的繃帶包紮。很快地，病人的術後感染率降低。

1865年8月，有位名叫格林利（James Greenlees）的少年被送到李斯特這兒來。他被一輛馬車輾過，導致腿部複雜骨折，碎骨刺穿皮膚。通常這樣的骨折需要截肢以避免感染，但李斯特用石碳酸及亞麻油清洗傷口，然後敷上鋁箔。過幾天再檢查的時候，並沒有感染跡象，6周後少年就能自己走出醫院，這條腿被救了下來。1867年，李斯特把他的病例投到首屈一指的醫學期刊《刺絡針》（Lancet）發表，但醫師之間的反應是批判，而且護士抱怨如果要保持手術室乾淨得一塵不染，多出來的工作會把她們累垮。

毫不氣餒退縮，李斯特持續開發他的方法。他發明了一個機器，即有名的消毒劑噴灑機，可以把石碳酸溶液化成極微小的霧氣噴入手術室的空氣裡。溶液是放在瓶裡置入一個三腳架，

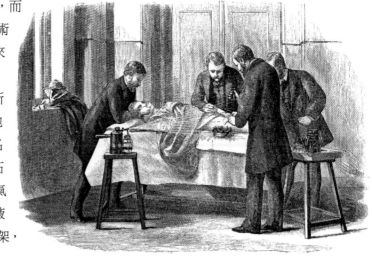

手術期間使用李斯特的噴霧器。他堅持一起工作的所有外科醫生都應在術前術後用5%石碳酸（carbolic acid）溶液洗手，所用器材也應同樣辦理。

由一名助手操作長長的手柄。1872-73年，石碳酸溶液改成蒸氣噴霧，因為石碳酸會刺激肺部。所得結果正是此法的強力證明：李斯特的外科病人只有2%死亡。

李斯特留給後人的遺產

李斯特做了許多外科領域的改良：他把之前外科手術一直使用的絲線改成羊腸線，更能被身體自然吸收而且不會造成刺激；他導入無孔材質用於外科器材的把手；而且他還是好幾項新手術的開創者，包括有個方法是用金屬線修補膝蓋骨。

維多利亞女王在1871年做個小手術時，她允許使用石碳酸噴霧，之後就開始流行起來。一旦消毒的做法廣為大眾接受，醫院的死亡率降到平均大約5%—— 對照之前的12%，這真是個難以置信的進步。複雜骨折不再需要截肢，腹部及胸部手術如今也有可能了。

1886年，德國外科醫生馮柏格曼（Ernst von Bergmann）引進外科器材的加熱殺菌，到了1891年他也開創了無菌手術（即手術室為一無菌環境）。1880年代，波蘭的外科醫生米可利茲—拉德斯基（Jan Mikulicz-Radecki），李斯特方法的忠實信徒，發明了外科手術面罩並在手術期間使用醫療手套。紐約的外科醫生豪斯泰德（William Halsted）導入許多現代外科守則，並且帶頭做了許多新手術，包括治療乳癌的乳房切除術（mastectomy）。

豪斯泰德的外科手術準則

1877年，他那間紐約的醫院拒絕投資一間無菌手術室，豪斯泰德自掏腰包花了一萬美元在醫院的土地上蓋了個帳篷裡的無菌手術室。1881年，他的姐姐生產後大出血，他把自己的血輸給姐姐而救她一命；隔年他為母親做了緊急膽囊手術，是把雙手和器材用石碳酸浸泡過後在家裡的廚房進行。他提倡的外科手術準則包括：小心處理身體組織，謹慎控制大量失血，無菌的手術室，外科醫生要穿袍子戴手套，還有無張力傷口縫合。

X射線機 The X-ray Machine

地點：德國‧伍茲堡（Würzburg）

時間：1895年

領域：放射線學‧腫瘤學

物理學家倫琴（Wilhelm Röntgen）在研究電學的時候偶然發現了一種新的射線，讓他能夠見到皮膚之下的骨頭。他根本不了解那是什麼東西，就命名為X射線，因為X是代表未知變數的數學符號。口耳相傳之下，很快大家都想著要如何運用這種謎樣的射線，將軍要把X射線機帶去戰場，而遊樂場則是招徠遊客看看自己的骨頭。倫琴發現X射線之後幾個星期，貝克勒（Henri Becquerel）發現鈾鹽會發出天然的射線，後來居禮夫婦就把它們命名為「放射性」。靠著這幾位科學家的努力，將醫療科學從19世紀推向了20世紀。

> 倫琴的射線令人作嘔……你可以用肉眼見到別人的骨頭，還能夠看穿8吋厚的木板。這討厭的猥褻之道無需多談……或許所有文明國家應該要聯合起來採取行動：把所有倫琴那射線的研究全都燒掉，還要把發現人全都處決。
> ——《帕摩報》（*Pall Mall Gazette*），1896

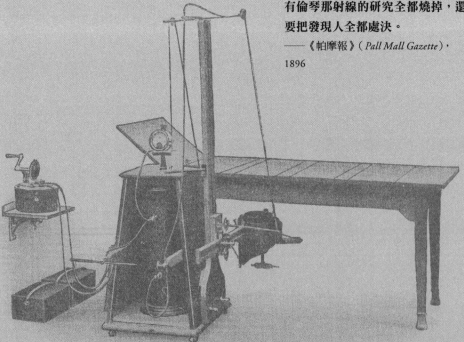

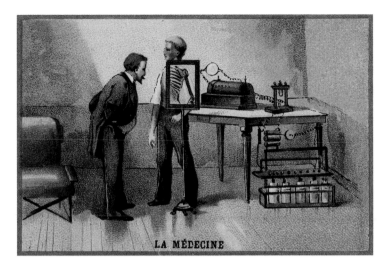

倫琴盯著一架X射線機的插圖。他並不曉得1895年發現的神祕射線究竟是什麼，不過17年之後馮‧勞厄（Max von Laue）發現它們是短波長的電磁波。

LA MÉDECINE

X射線的誕生

19世紀初的重大科學進展，使得伏特（Alessandro Volta）、安培（André-Marie Ampère）和法拉第等物理學家能夠駕馭並且探索電力的種種特性，到了1834年，塔爾波特（William Henry Fox Talbot）把物體放在塗了光敏氯化銀的紙上，然後放在陽光下曝照，而得到第一個感光影像。1850年代真空技術的改進讓英國物理學家克魯克斯（William Crookes）做出一個部分抽真空的管子，高壓電可在兩電極之間傳遞，以便研究陰極射線。倫琴時任德國伍茲堡大學的物理學教授，正在探討克魯克斯管子裡頭射線的路徑，用黑色紙板包住管子以遮蔽光線，結果注意到放在凳子上的磷光材料發出淡淡綠光。他推論射線不知何故穿透紙板。

接下來6個星期，倫琴用這種射線進行各種實驗，發現它們可以穿透木頭、紙、實驗室的牆壁，還有各種其他物質——但無法穿透鉛。如果在克魯克斯的管子和磷光屏之間舉起一個鉛造物，就可以見到物體的輪廓以及他的手骨。他要妻子把手放在以射線對準照射的感

X射線的不尋常運用

1904年參加聖路易斯萬國博覽會的2千萬訪客，都有機會從一架X射線機見到自己的骨頭，結果這些名堂很快就成為遊樂場常見的噱頭。教養好的女士對於能夠看穿她們衣服裡頭的想法大為緊張，有一家倫敦的公司很快就做出一種新的內衣，號稱X射線無法穿透。紐約則有一則報紙的報導，說內科醫師學會用X射線把解剖圖印在醫學生的腦子裡，而俄亥俄州有位農夫宣稱他用X射線把賤金屬變成黃金。到了21世紀，X射線已有許多非醫療用途，包括掃描畫作以觀察畫面下的線條、檢查機場的旅客是否攜帶武器，還能在犯罪現場找出其他方法沒注意到的指紋。

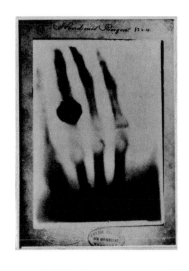

光板上方，得到的影像是她的手部骨頭以及結　戒指的外形輪廓。他將實驗結果公開出版，科學社群和大眾全都熱切開始照做。至少，不用真的切開身體就能見到裡面的狀況。

倫琴太太的手，有史以來第一張X射線相片，攝於1895年。她一見到這影像，不禁大叫「真活見鬼了！」

X射線用於健康照護

1896年，蘇格蘭的格拉斯哥皇家軍醫院開設第一個放射科，麥金泰（John Macintyre）醫師為喉嚨卡著一枚硬幣的小孩以及患有腎結石的患者造影。英格蘭伯明罕的霍爾—愛德華（John Hall -Edward）醫師為一位女士照手腕，找到刺進去的針，而且他是照射脊椎X射線照片的第一人。1898年，基欽納伯爵（Lord Kitchener）帶了一部可攜式X射線機到蘇丹去，而且「昂杜曼戰役」（Battle of Omdurman）之後就用它來診斷骨折，以及定位傷兵體內的子彈位置。X射線機（像是全向性照射儀〔Omniscope〕）被發展出來，可以移動病人並從不同角度拍攝X射線照片。

研究人員開始尋找一種媒材，除了硬組織之外還能夠見到軟組織。1896年哈佛大學的坎農（Walter B. Cannon）展示，如果給實驗動物吃一劑鉍鹽，就可在磷光螢幕上見到腸子。1904年，第一次讓人類病患吃下硫酸鋇（barium sulfate），讓X射線照出他們的腸子；這是第一頓的「鋇餐」，如今依然在使用的方法。

早期X射線的輻射劑量要比21世紀所用的高1500倍，且需曝照90分鐘才能取得影像。放射學家很快注意到自己的

1913年，德國外科醫生索羅門（Albert Salomon）研究3000張乳房X射線相片，發現可透過微小的鈣質沉積而區辨癌症與良性腫瘤。如今年紀超過50歲的女性都定期接受乳房攝影術（mammograms）檢查。

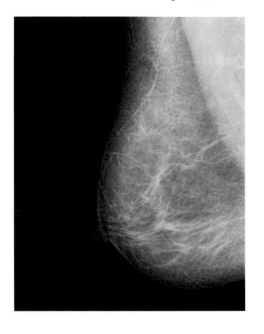

手被灼傷，而且有些人開始在想這些新穎的射線是不是能用來根除癌性腫瘤。1896年，一位來自芝加哥的醫學生說服教授讓他照射一位患有末期乳癌的病人蘿絲·李（Rose Lee），結果似乎有所助益，這做法就逐漸普及。除了乳癌之外，德國波昂的佩特斯（Georg Perthes）還用放射線治療皮膚癌，結果令人振奮。

輻射的副作用早在1902年就被注意到了，有位德國的放射學家弗列本（A. Frieben）提出報告，證實有位之前從事X射線工作的技術員得到皮膚癌，但作用是累積而長期的，要過好幾十年之後這些前輩才會開始罹患癌症以及輻射相關疾病。

放射線造成的傷亡

數十位早期的放射線專家都是因為暴露於高劑量輻射而致死。愛迪生實驗室的戴利（Clarence Dally），1904年死於轉移性癌症，才39歲。貝克的皮膚被灼傷好幾處，這可能和他1908年猝死有關。吉賽爾（Fritz Giesel）曾協助建造第一個牙科X射線實驗室，1927年死於轉移性癌症。居禮夫人1934年死於再生不良性貧血，這是長時間暴露於鐳的照射所致。葛畢（Emil Grubbe）做過83次癌症手術，而且在1960年死於癌症之前就已失去生育能力，他對自己的工作導致如此結果心知肚明：「就和無數先驅一樣，我也是自然科學的犧牲者，是X射線的受害人。」

放射性

倫琴發現X射線之後幾個星期，法國物理學家貝克就猜想，放在感光板上會發出磷光的鈾鹽，如果在陽光下曝晒，說不定會發出X射線之類的輻射。他把實驗安排好，才發現挑了一個陰天，只好把感光板包好放入抽屜收起來。等他回過頭來取，發現感光板上放置鈾鹽的位置已經變成黑色，於是得到結論認為一定是鈾在沒有施加任何外在能源的情況下發出射線。他發現了天然的放射性。

1897年，波蘭裔的學生瑪麗·居禮（Marie Curie）正在法國巴黎索邦物理暨化學學院（Sorbonne School of Physics and Chemistry）做關於鈾射線的博士論文，剛好她先生皮耶·居禮（Pierre Curie）也在那任教。她用皮耶發明的電位計，發現瀝青鈾礦（pitchblende，一種氧化鈾）的放射性是鈾本身的四倍。皮耶也加入她的行列，開始搜尋更多放射性物質，方法是精煉瀝青鈾礦和銅鈾雲母礦（chalcoite）。1898年他們製造出一種物質，

人生無需害怕什麼，只求了解。此時正是更增了解的機會，這麼一來我們就能少些害怕。
——居禮夫人，《放射性物質》（*Radioactive Substances*），1903

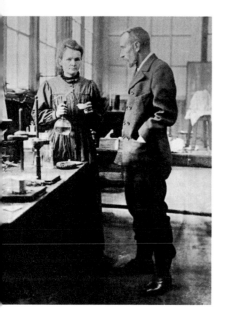

放射性是鈾的330倍，命名為釙（polonium），紀念居禮夫人的母國波蘭。接下來3年他們繼續這項辛苦的工作，直到分離出十分之一公克高放射性的鐳。1901年貝克把一個裝了鐳的小玻璃瓶放在背心口袋裡隨身攜帶，結果發現皮膚被灼傷還嚴重發炎。居禮夫婦探討這種副作用，發現如果暴露於鐳，癌細胞被破壞的速度要比周邊的健康細胞更快。這真是個重大突破。

居禮夫婦：1906年居禮先生被一輛馬車撞死，但居禮夫人繼續他們先前的研究。第一次大戰期間，她把諾貝爾獎的獎金拿去購買配有X射線機的戰地救護車，還在200間醫院設立X射線部門。

放射線療法

　　鐳可以許多不同方式運用，X射線就沒辦法。和空氣混合，鐳可以被吸入體內治療肺部疾病，例如像是結核病。鐳鹽可被添加到水浴當中治療風濕病、痛風和神經痛。含有鐳的植入管可貼附到靠近腫瘤的位置，稱為近接放射治療（brachytherapy），或可經濃縮並和甘油或綿羊油混合，做為治療皮膚癌的乳霜塗抹。鐳鹽的稀釋溶液甚至可以內服。X射線依然用於較大範圍的癌症，但鐳可以針對特定局部區塊的軟組織癌。

　　居體夫人指派赫果（Claudius Regaud）研究放射性的醫療功效，他發現如果用溫和的劑量分好幾星期實施，要比一次大劑量更讓人接受且更成功，這程序又稱「分次治療」（fractionation）。法國放射學家古達（Henri Coutard）是分次放射療法的先驅，用此法治療各式各樣的腫瘤，喉癌的治療效果尤其突出。不過，早期放射線治

首位使用直線加速器治療眼癌的病患艾薩克（Gordon Isaacs），圖中可見到1957年的機器。

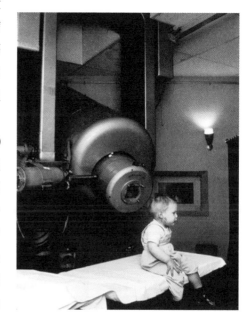

療機並不能穿透到深處，無法在不傷害皮膚還有覆於其上組織的情況下打擊深層癌細胞。

1950年代發展出了直線加速器（linear accelerators），它會產生高能、深入穿透的光束，首度得以針對深層癌治療。第一位使用的患者是名得到眼癌的小孩，治療完全成功，40年之後患者的視力依然健全。到了1980年代，電腦斷層掃描（參見195頁）改善放射治療的遞送方式，並且把對於周邊細胞的傷害減到最小；強度調控放射治療（IMRT）如今可讓劑量精確瞄準三維空間，而且結合MRI掃描（參見194-97頁）和放射治療的機器，讓放射學家可以在治療同時見到腫瘤。

21世紀的癌症治療

如今，癌症治療（cancer treatments）通常是外科手術、化學治療和放射線治療的組合。了解到荷爾蒙會養大某些癌症，就讓像是泰莫西芬（tamoxifen）之類的藥物能夠抑制這種效力。其他癌症藥物模擬干擾素，這是一類人體天然的抗癌物質，而且更為精巧的藥理學再配合基因治療（參見183-84頁）、顯微外科手術（參見199頁）以及奈米科技（參見201頁）一定會在將來大幅減少致死率。

公共衛生宣導活動，例如像是菸害防治（參見188頁），已在減少癌症死亡方面有極大貢獻，而且持續出現關於某些物質具有抗癌或致癌性質的新研究。目前正在進行的研究是要找到一種藥物能一舉避免多種癌症，阿斯匹靈就有些值得期待的成果（參見138-141頁）。

科學的每一項巨大進展，都是源自大膽的想像。
—— 美國哲學家杜威（John Dewey），《追尋確定事實》（The Quest for Certainty），1929

癌症治療史

古希臘人就認得癌症。蓋倫認為它是由於血液太多造成，但他提出的唯一治療法就是將整個癌塊切除。17世紀，確認了淋巴結和癌的相關性，18世紀畢夏（Marie-François Bichat）提出癌症是種過度增生的組織。一直要到19世紀的菲爾紹（Rudolf Virchow）才了解是不受控制的細胞分裂造成腫瘤生長，但他認為這是由於「細胞受到刺激」引起。化學治療開始進行試驗是在1865年，用砷化鉀治療白血病，但要到1940年代才首度真正發現有效的用藥，是從第一次世界大戰用的致命武器芥子氣發展而來。

拜耳公司的阿斯匹靈
Bayer Aspirin

地點：德國·巴門（Barmen）

時間：1895年

領域：藥學

偽藥和代用品可能會沒有功效，甚至造成傷害。千萬別買。指名拜耳大藥廠的阿斯匹靈藥片，保護自己。

——《紐約時報》刊登的廣告，1917

縱觀歷史，醫生一直都在追求緩和慢性疼痛的方法，像是由風濕、牙痛和頭痛所造成的慢性疼痛。先人試過各種手段，穿頭術、針灸術、草藥治劑，全都用過。水楊酸是在柳樹皮、繡線菊（meadowsweet）以及多種植物中發現的一種物質，長久以來都被認為具有止痛效用，但它會造成嚴重腸胃刺激。1895年，德國拜耳公司的研究主任要求霍夫曼（Felix Hoffmann）找出沒有副作用的水楊酸，他的動機非常強烈，因為他父親就深受風濕病之苦。他所製造出的藥，命名為阿斯匹靈，成了第一種大量在市面販售的止痛劑。

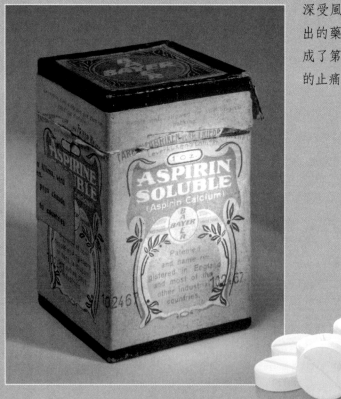

早期的柳樹皮愛用者

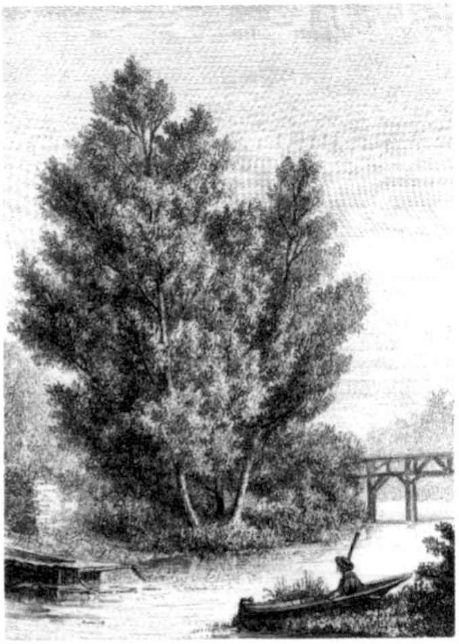

　　新石器時代，認為疼痛是由惡靈所致，穿頭術（參見8-11頁）可能就是為了解除疼痛而進行的。古埃及人把尼羅河裡抓來的電鰻放在人身上，想要藉此緩和疼痛。古代中國人（參見22-25頁）發明了針灸術，而印加人是靠嚼食古柯葉（古柯鹼就是提煉自此）。美洲印弟安人嚼食柳樹皮，而且希波克拉底和戴克里先兩人都建議用柳樹皮解熱、抗發炎並止痛。

　　1763年，英格蘭牛津郡（Oxfordshire）的史東牧師（Reverend Edward Stone）發現，嚼食白柳（*Salix alba*）樹皮有助於減緩寒顫，這是和瘧疾相關的一種熱症。他找來50位寒顫發作的患者做實驗，眾人都贊同他所說的好處，可是他寫信給皇家學會報告這項結果的時候卻石沉大海。

白柳（white willow, *Salix alba*），下圖是它具有藥效的樹皮：希波克拉底、蓋倫和老普利尼全都提到過它的葉和樹皮可以鎮痛解熱。

　　1820年代，藥劑師成功從西洋夏雪草（*Filipendula ulmaria*）的葉子萃取出水楊酸，但這東西會刺激胃部，導致嘔吐、噁心、出血和潰瘍，只有真正痛到不行的人才打算忍受這些副作用。直到1890年代，德國拜耳藥廠的艾興格林（Authur Eichengrün）請霍夫曼研究，這些副作用才得以改善。

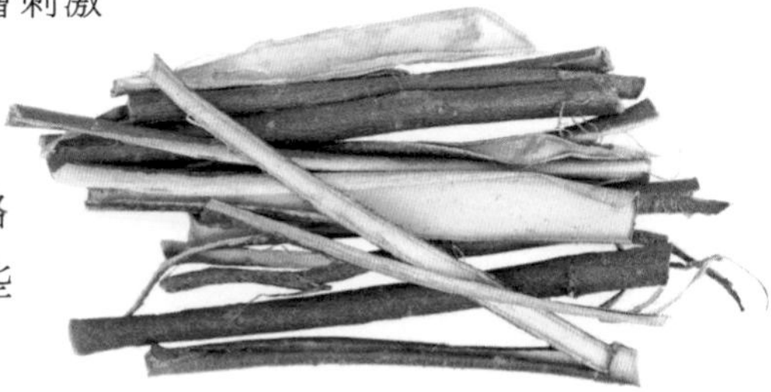

拜耳藥廠的突破性進展

　　霍夫曼研究後發現，如果把水楊酸轉換成複合乙醯水楊酸

安慰劑效應

1970至1990年代之間所做的許多臨床試驗已證實，患者如果期待某種治療能夠解除疼痛，就能感受到痛感顯著減少，就算根本沒有生理上的止痛作用也是一樣。這就是所謂「安慰劑效應」（placebo effect）。2004年哥倫比亞大學做的一項研究當中，把電極或熱貼片放在志願的受試者皮膚上，施與安慰劑乳液之後受試者回報說疼痛已少掉70%，而且MRI掃描證實腦內疼痛中樞放出較少訊號。反過來，要是病人認為某項治療有害，就比較容易反映有負面效果——即嫌惡劑效應（nocebo effect）。

（acetylsalicylic acid），人體就可以吸收而沒有明顯副作用。他拿回家讓父親試試，多年以來老先生總算可以有一夜好眠。霍夫曼的同事德列瑟（Heinrich Dreser）發現乙醯水楊酸會在血液中分解，因而避免了腸胃方面的問題。拜耳藥廠把這新藥命名為阿斯匹靈（aspirin）——a是因為有乙醯基（acetyl）而spir取自西洋夏雪草的古名spirea——並在1899年3月6日取得專利。

1900年阿斯匹靈以藥片型式上市，1915年列為成藥，人們不需醫師處方即可購得。這是有史以來第一種大量生產的成藥，後來證明是拜耳藥廠的重大成功。

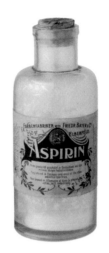

最初上市的阿斯匹靈藥瓶，1899年。到了1950年代，阿斯匹靈被納入《金氏世界紀錄》，名列「世界上賣得最好的止痛藥（painkiller）」。

1914年，一次世界大戰爆發，英國政府不再願意為了買阿斯匹靈而付錢給一間德國公司。他們舉辦一場獎金高達20,000鎊的競賽，頒給能想出避開專利新配方的藥劑師，澳大利亞總理又加了5,000鎊的獎賞。澳大利亞的藥劑師尼可拉斯（George Nicholas）設法在一間臨時的實驗室裡製成純乙醯水楊酸，不過因一次乙醚爆炸而弄得雙眼幾乎失明。1917年他以Aspro為名註冊商標，很快就在許多國家販售，包括大不列顛以及澳大利亞。在美國，拜耳把專利權賣給施德齡藥廠（Sterling），索價是前無古人的3百萬美金，然而拜耳的阿斯匹靈持續在美國市場獨占鰲頭。

大家都知道阿斯匹靈有效，但要到1971年一位英國藥學家范恩（John Robert Vane）才發現它的運作機制。他發現是在受傷部位釋出前列腺素（具有類似荷爾蒙作用的化合物）才會導致疼痛反應，他還觀察到阿斯匹靈會與產生前列腺素的酵素結合。雖然高劑量的阿斯匹靈依然會傷胃，但真算是種神奇的藥物。隨後幾十年間，還發現它除了止痛消炎之外還具有其他用途，已證實能避免冠狀動脈疾病、心肌梗塞以及中風。它也可以限制前列腺、結腸、胰臟和肺的癌增生——這是霍夫曼絕對想不到的。

內科醫生的健康研究

1980年代，哈佛的流行病學家赫納坎（Charles Hennekens）做了一個大規模的臨床試驗，要查明服用阿斯匹靈的好處。他請來22,071位男性內科醫師每天吃一錠藥片長達10年，但不曉得他們吃的是阿斯匹靈還是安慰劑。5年之後，明顯看出服用阿斯匹靈的那組心臟病發作（heart attacks）機率低了44%，因此決定安慰劑組也應服用阿斯匹靈。赫納坎還發現，心臟病或中風發作之後24小時內如果能夠服用阿斯匹靈的話，二次發作的機率減少了四分之一，因為阿斯匹靈會阻礙血小板形成凝塊。

其他類型的止痛劑

- 阿斯匹靈是屬於非類固醇抗發炎藥物（NSAID），這一類還包括了布洛芬（ibuprofen）、吲哚美辛（indomethacin）以及那普洛先（naproxen）。這些藥會解熱、消炎並止痛，減除關節炎疼痛尤其好用。

- 乙醯胺酚（acetaminophen/paracetamol）最初是在1873年被製造出來，但要到1950年代才被當作藥用，在美國商品名叫泰諾（Tylenol）而在英國叫普拿疼（Panadol）。它阻斷疼痛受器的能力最適合治療頭痛、傷風和流感。

- 麻醉性止痛劑（narcotic analgesics），包括可待因和嗎啡，依然是減緩疼痛的處方用藥，但它們有很多以前鴉片製劑常見的副作用，包括便祕以及昏沉。

- 抗痙攣劑（anticonvulsants）通常是用來治療神經痛，例如像是三叉神經痛，因為它們可以安定神經細胞。

- 肌肉鬆弛劑（muscle relaxants），像是煩寧（Valium，學名：diazepam），可用於下背痛以及脊椎受傷。

其他的止痛方法還包括有神經阻斷注射（nerve block injections）和皮質類固醇乳霜（corticosteroid creams），不過現代疼痛管理診所也可能會將病患轉介給中醫師針灸（參見25頁），可阻斷痛感神經脈衝的傳遞，或是TENS儀器，運用溫和的電流刺激——道理就和像古埃及人用過的電鰻相同。

> 研究人員已發現，安慰劑治療——用不具活性藥物成分的東西——可以激化真正的生理反應，像是心跳速率和血壓的變化、或是腦中化學物質的活性改變，這些病歷包括了有疼痛、憂鬱、疲勞，甚至是帕金森氏症的某些症狀。
>
> ——芬柏格（Cara Feinberg），《哈佛學報》（Harvard Magazine），2013

《頭疼》，克魯克申克（Isaac Cruikshank）繪製，約1830年。美國詩人狄金森（Emily Dickinson）患有偏頭痛，她在〈腦裡有場葬禮〉一詩裡形容那感覺就像是送葬者「穿著鉛做的靴子」走路。

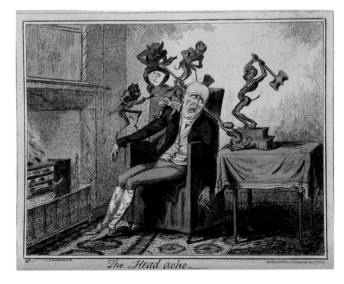

The Head ache

佛洛依德的躺椅
Sigmund Freud's Couch

地點：奧地利‧維也納
時間：20世紀初
領域：精神醫學、心理分析

> 未能表達的情感絕對不會化解。它們被深埋起來，之後再以不得體的方式冒出。
> —— 佛洛依德

16世紀到19世紀，醫學的發展往前快速邁進，然而對於心理健康的研究沒能隨著進步。打從中古世紀開始，心理疾病（mental illness）就被認為是被惡靈或妖魔附身，要送去做激烈的驅魔儀式和痛苦的治療，目的是要淨化這些人。第一座瘋人院是在1406年設於西班牙的瓦倫西亞，其他國家也陸續跟進，設立許多收容機構把住院者當成動物要逼他們馴服。19世紀引進束縛衣，還有旋轉椅，都是設計要用來把患者的病逼走。正因為如此，1905年佛洛依德提出要聆聽患者、任其暢所欲言以治療其心理病的想法，就被認為過於極端。

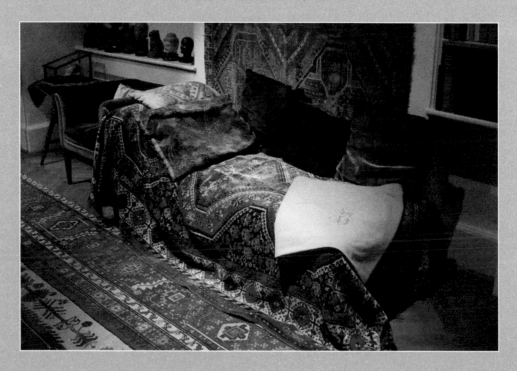

善意的功效

1792年，法國巴黎畢瑟忒收容所（Bicêtre asylum）的主管皮內爾（Philippe Pinel）闡明，拘限心理病患只會讓他們的病情更惡化，反而讓他們自由走動並以善意對待，說不定能讓某些人有機會痊癒。他的想法和在英格蘭的喬治三世的觀念合拍，這位國王自己也遇過數次嚴重的心理疾病發作，現在認為應該是由於遺傳性紫質症所致。在英格蘭的約克，有個貴格會教派的家族在1790年代開設第一間私人收容所，並沒有用約束的方式，而且1840年代迪克斯（Dorothea Dix）不孜不倦提倡心理病患應能得到更好的治療，在麻薩諸塞州的波士頓也證明十分成功。然而，認為「瘋子」可用某種方式一舉擺脫其瘋癲的看法依然存在，而且病患還是被當作動物對待。維多利亞時代的倫敦，市民可以花一分錢排隊觀賞貝德萊姆最兇猛的靈長類（正式名稱是「貝德萊姆」皇家病院）。

到了19世紀後半，法國神經學家夏爾科（Jean-Martin Charcot）提出歇斯底里症或許本質上是神經方面的病變。他用催眠、磁力治療病人，還用了各種金屬想要治癒其器質根源。很多人前來研究他的作法，其中有一名年輕醫科學生，名叫佛洛依德。

回到奧地利維也納之後，佛洛依德對他同事布羅依爾（Dr. Josef Breuer）的一名病患，即化名「安娜歐」的女士，十分感興趣。布羅依爾對安娜歐進行催眠，確信她的許多症狀，包括失憶、不能說話、看不清楚、思緒混亂、噁心反胃和四肢癱瘓等等，

催眠術

18世紀後半，德國醫師梅斯麥（Franz Mesmer）大出風頭，因為他宣稱能夠借助所謂「動物磁場」這種自然力，讓病人重拾健康。他在巴黎的磁力研究院裡，患者圍著一盆化學藥劑站好，手握鐵環，醫師用手在他們身上、周邊移動。許多人陷入恍惚狀態，恢復之後都覺得好多了。「催眠術（Mesmerism）」越來越普及，但科學院（Académie des Sciences）做的一項調查宣告，任何效果都是想像力所致。看過動物磁力學之後，蘇格蘭的科學家布雷德（James Braid）提出假設，認為病患在恍惚狀態下容易接受外界暗示，可用來治療神經異常，繼續發展成了催眠術。

1794年的一幅版畫，繪出要誘導一名女性患者進入催眠恍惚狀態（hypnotic trance）。

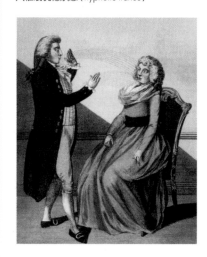

都和之前遇到的創傷經驗有關。佛洛依德相當信服這一套，於是在1896年開設私人診所專治神經異常。

潛意識理論

佛洛依德在病人身上試過催眠，但很快就認定無效，轉而使用他所謂的「自由聯想」技巧。病人來躺在他準備好的長椅，閉上雙眼，心中冒出什麼念頭都講出來，醫生偶爾會提問或有所評論。佛洛依德在這些喃喃自語中搜尋，或許會有些關連透露出病人心理的內在運作，可看出其病況的根本原因。不小心說錯話的時候，偶爾會透露出這些病因，就是所謂的「佛洛依德式說溜嘴（slip）」。

為了擴大他對於腦部運作的理解，佛洛依德開始進行長期的自我分析，方法是把自己的夢及其解釋紀錄下來。1905年出版的《夢的解析》廣泛受到注目，書中他認為所有的夢境都帶著某種自我實現的幻想。焦慮與恐懼經過雜亂重組之後現身，而各種象徵代表日常生活裡的主題。重建這些夢境，佛洛依德認為他可以開啟一扇窗，窺入內在世界。

根據他治療早期病人的經驗，佛洛依德推測先前兒童時期性騷動的潛意識記憶正是精神官能症的肇因。由此他發展出眾所爭論的伊底帕斯情結理論，認為我們都是在潛意識層面受異性父母吸引，卻因壓抑這個記憶而生出迷惑。唯有在治療時揭開這些受到壓抑的想法，才能治癒。然而，佛洛依德把這理論講給一位化名艾達的病人聽，也就是他筆下的朵拉，說她會一直失聲是因為壓抑對父親的欲望，這位女士當場走出治療室。

著名的病患

佛洛依德宣稱他的病人朵拉對父親與某位家族友人的關係心生忌妒。她說有個夢境是父親不讓她衝進火場搶救一個珠寶盒，佛洛依德就說那珠寶盒代表她的貞操。有位病患停止不了一直想到老鼠，佛洛依德叫他「鼠人」，說這代表他對肛交的幻想感到罪惡。「狼人」是一位得到憂鬱症的俄羅斯病人，因為他做了個夢是樹林裡有一大堆的白狼，而佛洛依德相信這是指他在小時候撞見父母做愛的兒時經歷。

佛洛依德說夢境是「通往潛意識的康莊大道」，因為心中的內在審查員在這個時候不像清醒時那麼警覺，使得被深埋的創傷得以冒出。

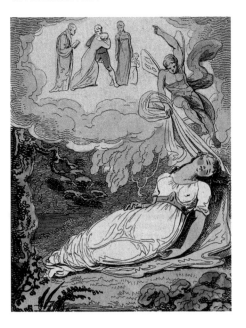

本我、自我與超我

1888年至1939年間，佛洛依德出版了24本書，將他的理論往各個層面推廣運用。這些著作當中，最重要的或許要算是對於人類心理三部分的描述。本我（id）是衝動、追求享樂的部分，只求欲望立即滿足，像是性或攻擊行為。超我（superego）則是對社會的道德價值的理解還併入了良知，讓我們做出錯事的時候會覺得有罪惡感，也是我們想要成為的那種理想自我。第三個部分，自我（ego），是為了調和本我和超我而發展出來，決定要如何採取行動。佛洛依德認為，新生兒只有本我，自我和超我是透過向雙親及社會學習而漸漸發展出來。他解釋說緊張和焦慮都是源自這三部分的衝突，大多數都是潛意識的。

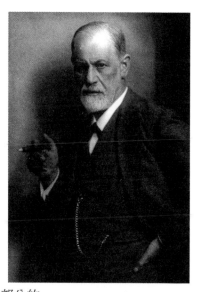

佛洛依德：他的病人躺在那著名的躺椅，而他坐在某個見不著的地方以確保兩人不會有眼光交接的機會，以免壓抑自由聯想。

佛洛依德學派的理論引來廣大重視，1910年「國際心理分析學會」在維也納成立。第一屆大會有42位醫生參加，但很快就在這些人之間起了嫌隙。阿德勒（Alfred Adler）反對佛洛依德強調「性」，認為人類的動機主要是出自無力感和自卑感。雖然算是學會的創始人，他還是另自成一派以人格為主的分析。榮格（Karl Jung）強調他所謂的「集體潛意識」，由社會成員共享。這是從祖先那傳承而來，包括有靈性、創造性的能量和原型，據以塑造我們的思想和欲望。在俄羅斯，帕夫洛夫（Anton Pavlov）用狗和老鼠展現制約作用的威力，並聲稱人類行為就像是制約的結果。法國心理分析家拉岡（Jacque Lacan）專注探討於語言與論述的重要性。但佛洛依德被公認是心理分析這種新哲學的發明人。

休克治療法

到了1930年代，很多人對於佛洛依德的談話治療法失去耐性；花去太多時間而且常常不

移情

佛洛依德寫道在分析期間的移情（transference）歷程，此時病人會在潛意識之下把對親人或讓他起了受壓抑欲望的其他人物的感情轉移到分析者身上。有時這會導致患者覺得愛上分析師，然而有時又會心生敵意在治療時不合作，不論是哪種反應都揭露出潛意識，因此佛洛依德認為這是種重要的分析工具。他還描述了反向移情，此時分析師會對病人生出情感。

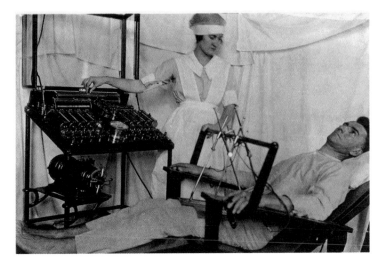

高伯尼電療椅（Bergonic Chair）是20世紀初給患有心理─精神官能症的病人實施溫和電擊時所用的設備。一直要到1930年代才開始用電流誘發痙攣。

見功效。醫療界的科學家開始開發更具侵入性的方法，試著要治療心理疾病。1933年德國醫生塞克爾（Manfred Sakel）把大量的胰島素注射到思覺失調症病人身上讓他陷入昏迷，希望休克可以把他治好。（塞克爾宣稱他的方法在88%的病人身上有效，但他的成果經科學分析證實並無實效還有幾例致命。）接下來1938年兩位義大利人切列提（Ugo Cerletti）和畢尼（Lucio Bini）發明了電痙攣療法（ECT）。對腦部施加電擊的想法把病人嚇壞了，因為痙攣過於激烈把骨頭弄斷或身體連接電極處發出燒焦臭味的種種傳聞，更讓這方法染上惡名；不過ECT一開始治療重度憂鬱時就出現某些成功案例。到了21世紀，仍用它來醫治對其他療法沒有反應的慢性憂鬱症，只是如今治療前會先把病人麻醉並且施用肌肉鬆弛劑。

1935年莫尼斯（Egas Moniz）在葡萄牙進行世上首度的腦葉切開術（lobotomies），把額葉與大腦掌管情感的部分斷開。這手術是希望緩和暴力且不受控制的病人，還真有效，不過也會讓病人了無生氣、溫吞且缺乏情緒，而且死亡率為25%。在美國進行了超過4萬例的腦葉切開術，不列顛則有1萬7千人，到了1960年代這種手術不再流行。劇作家田納西‧威廉斯的姊姊羅西做過手術後變得完

我對腦葉切開術越來越持保留態度，因為我不認為人們會真喜歡有根針插進腦裡胡亂攪動。
── 精神科醫生皮帕德（Dr. John Pippard），1993

全喪失自理能力，為此公開提出批評，而他的劇作《夏日驚魂》（*Suddenly Last Summer, 1958*）也影響了公眾意見。

心理藥物學

澳洲醫生凱德（John F. J. Cade）一直深信心理疾病有其生理原因。其他人曾經試著設計出能改變情緒的藥物，但副作用要比原本病況更加嚴重，直到1949年凱德發表一篇論文提到鋰鹽能夠穩定情緒避免躁症。讓思覺失調患者服用，則可減少幻覺讓他們不再那麼躁動——不過也有憂鬱現象的話似乎就不見效。進一步研究發現了氯普麻（chlorpromazine），第一種鎮靜劑。到1960年代，醫生大量以二氮平（diazepam/Valium）對付日常焦慮，1966年滾石樂團的歌〈媽媽的小幫手〉（Mother's Litter Helper）還曾提到過。1980年代它被選擇性血清素再回收抑制劑（SSRI）取代，其中最有名的就是百憂解（Prozac）。

能夠用藥物治療心理疾病是極積的一步，但這麼一來導致心理健康機構大量關閉，對某些病人來說卻是悲劇，因為他們難以在社會上立足。很快地人們就發現，街頭流浪還有入監服刑的人當中具有某類型心理疾病的比例逐步上升。

整個20世紀，關於心理疾病的原因及其治療一直沒有定論。蘇格蘭精神科醫師連恩（R.D. Laing）認為思覺失調症是兒時的衝突情緒所造成，提倡要傾聽病人的個人體驗並當做事實看待，這跟當世的潮流乃是背道而馳。美國的卡爾曼（Franz Kallmann）出面駁斥，用雙胞胎研究證明精神疾病具有遺傳因子在其中。到了世紀之交，一般的共識是認為有遺傳性的傾向會被創傷事件激起，如今治療法比較近似於藥物治療加上談話治療的組合。

打從佛洛依德堅信成年人的心理病背後其實是兒時的性罪惡感，精神分析已經歷了漫長的發展。如今已有成千上百種不同分析法，多虧了佛洛依德才讓談話治療普及，而他也成為家喻戶曉的一號人物。

佛洛依德是英雄。他下到地獄面見赤裸的恐怖體驗。他帶著自己那套理論，就像美杜莎的頭顱一樣把這些恐怖體驗都化為石塊。

—— 連恩，《分裂的自我》（*The Divided Self*），1960

吉里斯的管狀皮瓣
Harold Gillies' Tubed Pedicle

地點：英格蘭，奧德勻特（Aldershot）

時間：1917

領域：外科

自古以來，就一直有人嘗試鼻與耳的重建，成功的程度各不相同，但19世紀引進麻醉和消毒法，就表示能夠進行更複雜精細的整形手術。第一次世界大戰期間的壕溝戰，許多年輕人的臉部和上半身受到嚴重傷害，因為這些部分比較暴露在外，遭受槍彈炮火襲擊；有位紐西蘭的外科醫師名叫吉里斯（Harold Gillies），設了一間專門診所試著要重塑正常外觀。他的各種創新當中有一項「管狀皮瓣移植」，運用巧妙的手法將皮膚移植到受損部位。

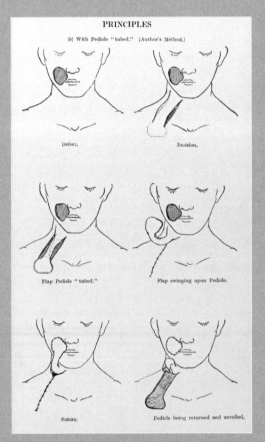

PRINCIPLES

(b) With Pedicle "tubed." (Author's Method.)

Defect. / Incision.

Flap Pedicle "tubed." / Flap swinging upon Pedicle.

Suture. / Pedicle being returned and unrolled.

我們天生就有股不可抑制的渴望，想要把醜的無用的轉變成更美更有用的東西。
——吉里斯，在斯德哥爾摩第一屆國際整形醫學會所做演講，1955

鼻子重建

公元前1世紀的《妙聞本集》就描寫了劓刑之後重建鼻子（nose reconstruction，參見21頁），差不多同一時間羅馬人已經會重建受損的耳朵。15世紀，西西里的外科醫生博安卡（Antonio Branca）發明了一種用一片取自手臂的皮重建鼻子的方法，先要把病人的手臂和頭紮在一起大概過8到10天讓血流建立通路，然後把移植物下部切開分離，並且開孔製成鼻孔。過了一個世紀之後，這項手術被塔利亞科齊（Gaspare Tagliacozzi）收入《論傷殘者的手術》（*De Curtorum Chirurgia*）書中，後者是運用此法為決鬥而被削去鼻子的人重建，還有因梅毒失去鼻子的人也能受惠。

19世紀，法國的葛庸（Félix Guyon）、瑞士的瑞瓦丁（Jacques Reverdin）和德國的提爾許（Carl Thiersch）幾位外科醫生改良應用皮膚移植片的技術；但是建立移植片的時候傷口還

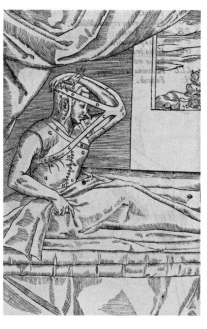

用取自手臂的皮膚移植片重建鼻子，即所謂「義大利法」。圖中所示這技術是塔利亞科齊書裡的插圖，1597年。

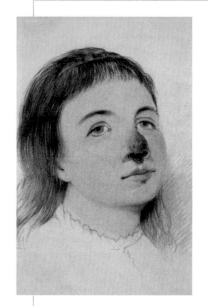

梅毒

梅毒（syphilis）是由梅毒螺旋體這種細菌所造成的性傳染病，可能會傳染給胎兒。1495年首度在歐洲留下記錄，有些流行病學家認為是被哥倫布手下的船員從美洲帶回來。1908年埃爾利希（Paul Ehrlich）發明洒爾凡散（Salvarsan）之前，並沒有什麼有效治療法；然而，通常會用水銀，可能是吸入、口服、注射或抹在患部，許多病人死於水銀中毒。症狀包括皮膚潰瘍（如本圖）、痴呆、失明以及癱瘓，但最為明顯的徵兆是「鼻塌陷」，鼻樑凹入而且肉爛掉。臉上這麼一個大洞，很多人會戴個用金屬或皮革做成的假鼻子，或找一位外科醫生進行初步的鼻子整形手術。

是開放的，很容易受鏈球菌以及其他細菌感染，對此，在那還
沒有抗生素可用的年代，醫生能做的也不多。

奧德勻特的整形手術房

　　1914年大戰爆發，吉里斯加入紅十字會（參見124-27頁）
並且被送去比利時。路上他遇到了法國外科醫生瓦拉蒂爾
（Auguste Valadier），會用取自身體別
處的皮膚移植片處理下巴傷口，還有
一位莫斯坦（Hippolyte Morestin）讓
他觀摩臉部癌症手術，用病人下巴下
方的一捲皮膚覆蓋傷口。吉里斯立定
志向要往這個外科領域發展，1916年
1月他在英格蘭的奧德勻特軍醫院設
了一個病房，把所有下巴和臉部受傷
的都送過來。打從一開始他就決心不僅是要治好傷口，還希望
能讓士兵帶著和以前一樣好看的外表回家。他用素描和蠟模細
心籌畫手術，並拍攝「術前術後」相片以留下記錄。

　　1917年10月，能幹的水手畢凱蘭奇（Willie Vicarage）因船
上火藥爆炸而嚴重受傷。他臉部的皮膚都被燒掉了，眼瞼和下
唇從內往外翻開，鼻子成了個糾結的團塊。吉里斯從他胸部切
下大片皮膚拉上來蓋住臉，嘴巴和眼
睛位置開孔，並且用取自肩膀的較細
皮膚切片加以定位。他發現皮膚會
有往內捲的傾向，因此將翻起的皮對
邊縫起，造出一個活組織做的管子。
這種做法的好處是能增加移植片的
血流，避免感染。比起未縫起的移
植片，也比較不易變質。管狀皮瓣就
此誕生，而且效果如此驚人，沒過多
久，吉里斯的病房裡所有患者都接受
這種手術治療，掛著奇特的管狀皮

> 他發明了整形手術。在他之前根本沒有整
> 形外科這回事。一切從那開始，不管掛上
> 誰的名字，都是由吉里斯起的頭，盡善盡
> 美，再傳給別人，後者往往宣稱那是他們
> 自己新創的。
> —— 不列顛醫生奧吉維爾爵士（Sir William
> Heneage Ogilvie），1962

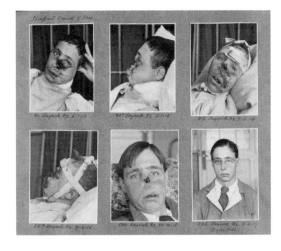

被炮彈炸傷的士兵，1916-
18。一次大戰常見到臉部受
傷，因為壕溝戰時頭部要比
其他身體部位更加暴露。
（感謝軍醫處博物館借用圖
像）

瓣。一旦移植片成形，就被切下，發揮原先預想的功能。

　　吉里斯的創新還不止於此。他發明了一種技術可以重建失去的眼瞼；他用取自病人肋骨的一段軟骨重建整個鼻子；他為麻瘋病人設計出一種鼻內皮膚移植物；他還發明新的辦法將受損嚴重的四肢重組縫合。大戰期間，他在超過5,000名病人身上做了不下11,000次手術，先是在奧德勻特，後來是在肯特郡錫德卡普（Sidcup）的一間專門整形外科醫院。

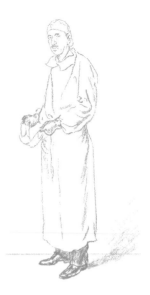

吉里斯閒暇時是位敏銳的畫家，1948年還在倫敦辦過作品展。這項美術天分有助於用外科手術重建受損的臉孔。

人體實驗團

　　1932年吉里斯請了一位遠房表親來幫忙，名叫麥金杜（Archibald McIndoe），就在第二次世界大戰即將爆發之際，麥金杜就成了皇家空軍的顧問外科醫生。不列顛戰役期間，有4,000名年輕飛行員因為所駕飛機被擊落後噴出的燃料嚴重灼傷臉部。其中有些變形得太過嚴重，需要做高達30次的手術才能重建五官，而且麥金杜了解他們要想恢復的話，被社會接納將是個重要部分。他促請東格林斯特（East Grinstead）地區的居民邀飛行員到家裡喝茶，讓他們安心自己的長相還是可被社會大眾接納。這些人也了解在他們身上所做的手術算是一大突破，組成了所謂的「人體實驗團」（The Guines Pigs' Club），由麥金杜出任終身主席。

　　麥金杜把管狀皮瓣發展成所謂「會走的皮管」或稱「會動的移植物」，按期切下並固定在比較靠近目標位置的地方。他觀察在陸上和海上被擊落的飛行員之間復原速度不同，因而認識到生理食鹽水有助於傷口癒合。

　　戰後，麥金杜和吉里斯都改去自行開業。麥金杜因重塑鼻子的整形術而享有盛名，而吉里斯則是進行各式各樣的手術，包括第一例的性別重置手術，是在1946年為迪隆（Laurence Michael Dillon）實施陰莖成形術，他原本在出生時被認為是女性。

整形手術

重建手術和美容手術（cosmetic surgery）截然不同，前者是要矯正因燒燙傷、重大外傷、天生異常（如唇顎裂）、感染或疾病所造成的障礙，後者則是為了改善外觀或扭轉歲月痕跡自我選擇要做的手術。二次大戰後，眾多因素導致對於美容手術的需求：美國的優生學風潮、選美賽會普及，而且電影和電視上看似完美無瑕的明星大受歡迎。現在排名前五大美容手術依序是：隆乳、抽脂、隆鼻、眼瞼手術以及腹部整形。

西班牙流感口罩
Spanish Flu Mask

地點：全球
時間：1918-19
領域：流行病學

有位士兵在1918年3月因咳嗽、發燒而到堪薩斯州萊利堡的醫院就診；幾個星期之內就有500人出現相同症狀，而且才過了一年，全球因流行性感冒（influenza）疫情奪去性命的差不多約有2千5百萬至5千萬之眾。沒人曉得那是什麼所引起的，謠言四處散布，說那是德國人用了生化武器──可是德軍受害和盟軍一樣慘重。一開始，除了西班牙之外這流行病並沒有大幅報導，因此被稱做「西班牙流感」。這種疾病並沒有什麼有效方法可治療，但人們戴上紗布口罩，試圖避免這可怕的疾病擴散。

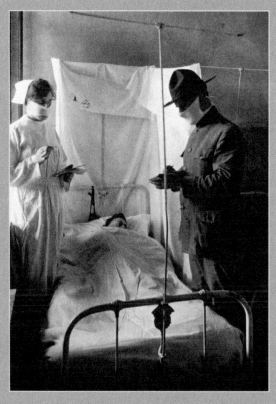

若流行病持續其增加速率，幾週之內人類文明就會從地球表面抹除。
── 沃恩（Victor Vaughan），美國陸軍的外科軍醫，1918年10月

從堪薩斯到世上最偏遠的地方

　　一開始沒什麼人注意到流感似乎是源自1918年3月，堪薩斯州萊利堡。它看來只是個溫和的病毒株，而且還有更重要的大事占去人們注意力，因為當時不久前美國才加入第一次世界大戰，成千上萬的戰艦穿過大西洋把士兵送去西部戰線。到了4月，法國也出現病例，有些人認為那可能是用來當武器的芥子氣的副作用，或是因為戰火硝煙所致。德國人也同樣受到影響，馮・魯登道夫將軍（General von Ludendorff）還怪罪流感打斷了1918年7月德軍的挺進計劃。

　　9月，另一新的病毒株在麻薩諸塞州的波士頓冒出來。這會造成劇烈頭疼、嚴重咳嗽及高燒，幾天甚至幾小時之內，病人的臉就因發紺而變成藍色。他們會染上一種細菌性肺炎，導致急性的呼吸窘迫症候群。他們的肺部充滿積水，還會不自主流鼻血，口鼻都冒出帶血漬的泡沫。死亡率約為10%至20%，比起之前流感爆發的0.1%致死率真是大幅上升。不像其他流感病毒，幾乎都是小孩和年長者死亡，這種流感也會感染健康壯年人，即20至40歲的成年者。

　　流感疫情沿著船運路線迅速蔓延，並且隨著軍隊移動。在斐濟，在疫情傳來的兩週內，造成全人口14%死亡；西薩摩亞被奪走22%的性命。流行到了1918年11月緩和下來，這時已簽署停戰協定，但宣布和平之後的街頭慶祝大概又激起復發，從1918年12月持續到1919年5月。到此時全球已有三分之一人口染上此病，約3%至5%不幸死亡——高達戰死者總數的三倍。

病因及其治療

　　1933年，對於流感的認識有了重大突

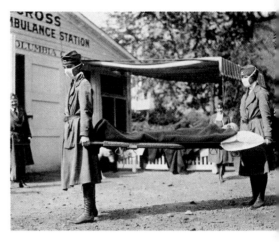

戴著口罩的紅十字會工作人員在華盛頓特區抬著一位流感病人。並沒有疫苗或藥物可以對抗這病毒；唯一的治療就是給瀉鹽。

紗布口罩

20世紀早期的醫生對流感束手無策，即使通常會指示可服用瀉鹽。流行高峰時期禁止公開集會，學校、商店和公司關閉，出門都要戴上紗布口罩希望能保護戴的人。流感病毒是藉由感染者咳嗽或打噴嚏的飛沫擴散開來，留在物體表面上可存活高達24小時。某人碰到那表面然後觸碰口鼻或眼睛，就會受到傳染。口罩可防護空中的飛沫，但飛沫會留在紗布上，然後在戴的人自以為安全到家取下口罩時沾到雙手，比不戴還更糟。

破，這時倫敦國立醫學研究所的安德魯斯（Christopher Andrewes）和史密斯（Wilson Smith）用安德魯斯染上流感發病時取自喉部深處的物質接種到雪貂身上。幾天之後這些雪貂都開始打噴嚏、發燒。其中一隻對著研究人員的臉打噴嚏，結果這人也得到流感，因此證明這病毒能夠在不同物種之間傳染。十年之後，1943年時，電子顯微鏡讓科學家初次能夠見到流感病毒的長相，並且了解這些病毒需要活的宿主讓它們得以複製。

左圖：1918年流感病毒的電子顯微圖像，此病殺死的人要比1347-51年間黑死病最高峰的時候還多（參見56-61頁）。

下圖：安德魯斯在倫敦的研究室裡，他在那協助認出造成A型流感的病毒。

　　每年冬天流感都會出現，但人類對一般的病毒株有了免疫力。然而，若有病毒突變成了新的菌株，即所謂「抗原飄移」（antigenic drift）的過程，就會爆發流行。造成西班牙流感大流行的H1N1，可能是軍營裡某位士兵暴露於從雞傳來的禽流感（bird flu）而他身上也有人類流感，讓不同病毒有機會混合。

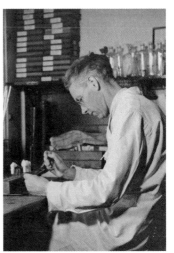

　　1997年，病理學家胡爾丁（Johan Hultin）從阿拉斯加小鎮布雷維格（Brevig）的千人塚取得西班牙流感病毒樣本，有位他命名為露西的罹難者在那永凍土中被保存下來，以致於有辦法分析RNA，認出有

病毒的發現

1884年，法國微生物學家張伯倫（Charles Chamberland）發明了一種具有細孔的過濾器，細菌無法穿過。接下來幾十年，研究人員研究取自感染菸草植株的汁液，即使經此設備過濾仍具有傳染力。張伯倫認為裡頭一定還有傳染物，將之命名為病毒。1931年，美國病理學家（Ernest William Goodpasture）設法在雞蛋裡培養流感病毒；然後是1949年培養小兒麻痺病毒（參見160-63頁）。1950年代，許多新病毒初次被分離出來，包括會導致一般感冒的鼻病毒（rhinoviruses）。1964年，不列顛研究者愛士頓（Michael Epstein）和巴爾（Yvonne Barr）發表一篇論文，說明Epstein-Barr病毒如何致癌——已知第一種會有此作用的病毒。從那時起，已發現許多新的病毒，像是愛滋病（參見202-205頁）和伊波拉（參見214-17頁）。

三個基因會弱化支氣管和肺部，為細菌性肺炎排除障礙。他也闡明這些病毒如何過度刺激免疫系統，造成細胞介素大量分泌（參見216頁），因此免疫系統最健全的反而更可能喪命。

禽流感恐慌

1957年5月出現了一次全世界流行的流感，即所謂亞洲流感，先是在香港出現病例（但人們認為是從中國內陸開始的）透過船運路線散布到世界各地。這H2N2病毒主要危及兒童，他們對之前的流感病毒株沒有免疫力，雖然生產出有效疫苗，全球死亡例仍達200萬。1968年7月又在香港爆發另一波H2N2，但死亡人數少於75萬，可能是因為有些人已經從11年前的亞洲流感得到免疫力。

1987年一種H5N1傳遍雞和鴨，十年之後出現首個傳染給人的病例；香港有18個人類病例，其中6人死亡。害怕會爆發流行病，即採取大規模撲殺家禽的措施，而2012年死於H5N1的人僅359例。2013年中國出現了一種致命的H7N9病毒，不過立刻關閉野生禽類市場的行動，似乎有效阻止它變成全球流行的傳染病。

2014年，一間中國的禽鳥市場裡正在檢查是否有禽流感的徵兆。此類市場已證實就是新流感病毒株的溫床，因為人類和動物緊密相鄰。

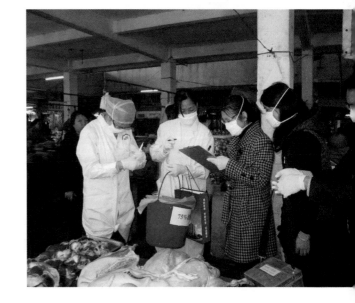

> **時間並沒有停下來。每次這病毒複製，就會出錯……遲早它犯下的錯會讓它具有人傳人的能力。**
> —— 病毒學家韋伯斯特（Robert Webster）論禽流感，《美國科學家雜誌》（*American Scientist*），2003

禮來公司的胰島素注射器
Lilly's Insulin Syringe

地點：加拿大‧多倫多

時間：1923

領域：內分泌學

嘗嘗病人的尿。如果像蜜一樣甜，他就
會消瘦、衰弱，陷入昏迷然後死亡。
—— 威利斯（Thomas Willis），不列顛皇家學
會創立會員，17世紀中葉

古時候的醫生就認得糖尿病症狀——公元前1500年，有位印度內科醫生
注意到病人尿裡的甜度引來螞蟻——可是接下來的三千五百年當中，如
此發現往往等於被判了死刑。沒人曉得是什麼原因導致如此病症，直到19世
紀，才發現它和胰臟的分泌物有關。1921年班亭（Frederick Banting）和貝斯特
（Charles Best）給患有嚴重糖尿病的狗注射狗的胰島素，設法讓牠存活下來，接
下來就開始了一場競賽，各方都想找到大量胰島素的來源可供人類使用。他們的
成果可拯救數百萬甚至數千萬人的性命。

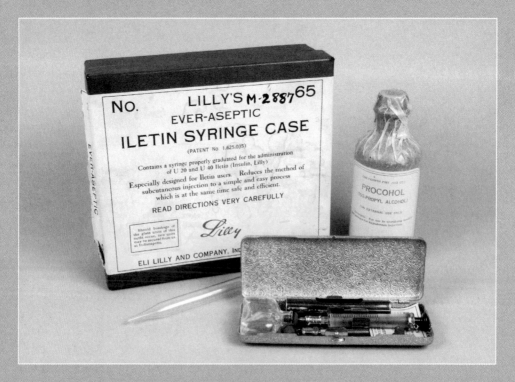

從玫瑰精油到胰島素

　　醫師阿萊泰烏斯（Areteus of Cappadocia，約公元1或2世紀）建議出現糖尿病症狀的患者可用玫瑰油、耶棗、榅桲和粥：這些症狀包括：頻尿、過度口渴、不尋常的疲勞、視力模糊以及陰部搔癢，再加上尿液有甜味。有個17世紀的處方包含「毒蛇肉、碎紅珊瑚、甜杏仁以及短柄野芝麻鮮花。」然而，對於大部分20世紀以前患有第一型糖尿病（Type 1 diabetes）的人來說，前景黯淡無光。胰臟裡分泌胰島素的細胞消失或退化，因此血液裡的糖沒法由肌肉或脂肪組織利用。血糖過高最後會導致這些病患變得睏倦或陷入昏迷，許多人會為了要把二氧化碳從肺部排出而用力喘氣，在痛苦、耗弱中死去。

　　這時人體內荷爾蒙的作用尚未被找到，但1889年閔考斯基（Oskar Minkowski）和馮梅倫（Josheph von Mering）發現把狗的胰臟移除後，會出現尿液有甜味以及其他糖尿病症狀。在這之前二十年，德國病理學家蘭格漢（Paul Langerhans）已經認出胰臟裡的細胞團塊，後來就稱為蘭氏小島，或是胰島。1902年，貝利斯（Bayliss）和史塔寧（Starling）對荷爾蒙的作用有了理解，接著就發現這些胰島是負責製造一種叫做胰島素的物質，胰島素缺乏就會導致糖尿病症狀。

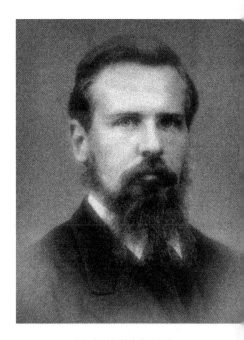

用一架簡陋的光學顯微鏡，蘭格漢繪出許多種細胞的極詳細圖像，包括胰臟裡分泌胰島素的細胞，也就以他的姓氏來命名。

荷爾蒙的多重角色

1893年，不列顛的奧利佛（George Oliver）和謝弗（Edward Schafer）把取自腎上腺的萃取物注射到狗體內，發現其血壓飆高。1902年，貝利斯（William Bayliss）和史塔寧（Henry Starling）發現十二指腸會分泌一種物質，透過血液行遍周身刺激胰臟製造「胰汁」。因而為這類化學傳導物質造了「荷爾蒙」（hormones）一詞，取自希臘文，意思就是「刺激或誘發」。第一次世界大戰之前，馬里蘭州巴爾的摩的醫師庫欣（Harvey Cushing）已發現腦下垂體負責控制內分泌系統。1923年，密蘇里州聖路易的多伊西（Edward Doisy）和艾倫（Edgar Allen）萃取得到雌性荷爾蒙並且創了第一種驗孕法，把女性的尿液注射到實驗用大鼠或小鼠體內，看看牠們是否因而發情。

禮來公司的胰島素注射器

班亭和貝斯特

1921年，加拿大內科醫生班亭下定決心要找到一種方法，代替糖尿病患者體內沒能生產的胰島素。他在多倫多大學麥克勞德（John Macleod）教授的實驗室中與實驗室助手貝斯特一起工作，班亭設法從狗的蘭氏胰島當中萃取胰島素。他們把這注入患糖尿病而瀕死的狗體內，用不了幾小時這狗就能搖起尾巴汪汪叫了。當地一家屠宰場供應他們牛的胰島素，發現在糖尿病狗身上也有效；接下來就在自己身上進行初次人體試驗。1922年1月，班亭為一名因糖尿病而瀕臨死亡的14歲少年注射；他的血糖立刻降到正常濃度，幾星期後就出院回家了。生化學家柯利普（James Collip）幫他們純化胰島素萃取物，而且他們闡明每天注射有助於控制糖尿糖。

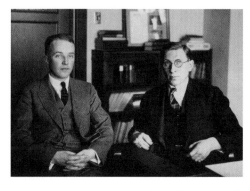

班亭和貝斯特：1923年諾貝爾醫學獎頒給班亭和麥克勞德，這時班亭將他的獎金分一半與貝斯特共享。

1930年代在禮來公司（Eli Lilly and Company）生產胰島素。在那個時候，胰島素是取自動物胰臟，尤其是牛和豬。

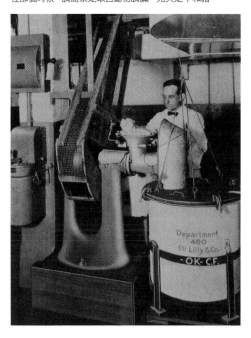

飲食與糖尿病

人們早就認識到飲食會影響糖尿病；約公元前1000年，就已經建議糖尿病患者應攝取穀物、葡萄、蜂蜜和莓果。20世紀初，紐澤西州的艾倫（Frederick Allen）醫師建議患者每天只需吃450卡，這可以延長生命但病人會變得極度虛弱。1927年，波士頓的加斯林（Elliott Joslin）醫師建議飲食要有2%醣類、20%蛋白質和75%脂肪，認為糖尿病患者無法耐受碳水化合物。1970年代，脂肪被指為心血管疾病增加的罪魁禍首，建議脂肪占熱量攝取不應超過30%——但這就導致要攝取更多醣類、肥胖症增加。如今的建議是飲食要健康、均衡，少鹽、少糖，少飽和脂肪。

1923年禮來公司開始生產胰島素，用Iletin為名上市販售。這種藥物會被消化系統分解，因此需用注射的；另外還有瓶裝的胰島素，禮來公司發售一種套組，名為Ever-Antiseptic Iletin Syringe Case，裡頭包含了注射筒、備用空針、玻璃瓶、棉球，附有橡皮蓋的小瓶裡面裝著胰島素，還有一些異丙醇用來消毒注射針筒。班亭和貝斯特並沒有把胰島素完全只交由禮來公司生產，但Iletin仍然是該公司史上最為暢銷的產品，讓糖尿病患者能夠在家自行治療。

改善糖尿病患者的生活

1935年，辛斯沃（Roger Hinsworth）發現糖尿病可分兩類——胰島素不敏感（第一型）以及胰島素敏感（第二型）——而且1950年代有一種名叫磺醯脲（sulfonylurea）的口服藥，可讓第二型的患者控制血糖濃度。自此就有更多藥品開發出來，但是由於高肥胖率之故，現在已發展國家的糖尿病已有90%是屬第二型。

一種用來檢測尿中糖份的套組，1942年由禮來公司製造。這是個複雜的工作，糖尿病患者得要在浴室的窗臺上放好幾排的檢測試管。

1950年代之前，血糖濃度是用本氏液（Benedict's solution）檢測，得要與尿液混合並隔水加熱，而到了1953年就首度引進尿液用試紙。1969年開發出血糖儀，對醫院急診室來說真是無價之寶，可用來區辨究竟是糖尿病昏迷還是喝醉酒失去意識。1976年出現第一個胰島素幫浦，透過一個導管遞送小而固定分量的胰島素，用不著注射。1978年基因科技（Genentech）這間生物科技公司從基因改造後的細菌開發出最早的合成胰島素，而且現在的奈米技術專家（參見201頁）正在測試一種「智慧給藥」系統，用來檢測血糖濃度並把胰島素分子送入血流中。

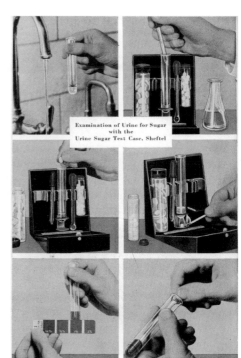

Examination of Urine for Sugar with the Urine Sugar Test Case, Sheftel

禮來公司的胰島素注射器

鐵肺 The Iorn Lung

地點：麻薩諸塞州‧波士頓

時間：1928

領域：生醫工程、維生系統

> 沒有藥物能撼動急性脊髓炎。應讓病童臥床，患肢用棉布包起來。
> ——加拿大內科醫生奧斯勒（William Osler），1892

做父母的惡夢不過如此：原本健康的孩子抱怨頸子和背部僵硬，然後有點微燒，還可能在幾小時之內完全癱瘓。每200個小兒麻痺症（poliomyelitis，又稱脊髓灰質炎）的患者，就有一人會留下不可挽回的癱瘓，而且癱瘓型（paralytic）病人當中2%到5%的兒童以及15%至20%的成人會死亡。19世紀末到20世紀前半，這種病每年夏天都會在美國造成流行，沒人找得到解藥；不過兩位波士頓的工程師做出一種稱為鐵肺的機器，幫罹患此症的人呼吸，讓他們能夠活下去。

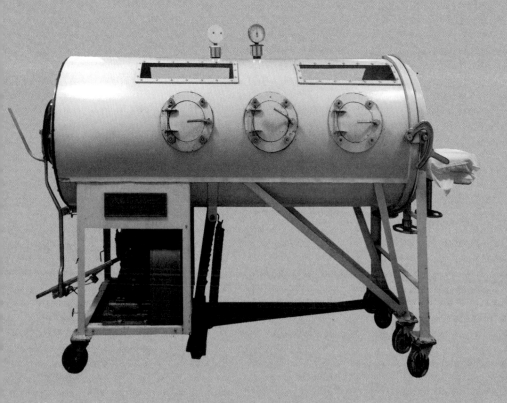

人工呼吸

公元前1403-1365年的一塊石刻板，描繪有位足部畸形的祭司靠著拐杖站立，顯示出他可能是在小時候得過小兒麻痺症。19世紀及早期20世紀都市成長，讓這病變得更為盛行，光是1916一年，美國就有27,000例，相關死亡達到6,000人。

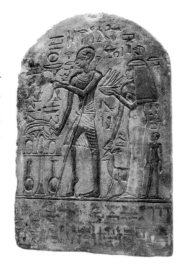

小兒麻痺病毒是透過糞口傳染，常見的是在游泳池染上，但這要到1940年才真相大白。雖然多數病人戰勝此症，少數不幸得到「癱瘓型小兒麻痺症」的人會讓病毒進入神經系統，破壞脊椎內負責控制軀幹、四肢和胸肌的運動神經。這疾病常見於兒童，不過美國的小羅斯福（Franklin D. Roosevelt）總統在39歲壯年染病，導致腰部以下半身癱瘓。

這片年代約在公元前1403-1365的石刻板描繪一位名叫雷曼（Rema）的祭司有條腿畸形，靠著根手杖，這是古埃及就有小兒麻痺存在的重要證據。

從17世紀開始就有人試過要製做人工呼吸器（artificial respirators），用來拯救溺水的人。早期的雛形就像是鼓風箱，強迫空氣進到肺部，卻無法控制力道，吹氣太強會傷害內臟。1889年，竇尹（O. W. Doe）醫師開發出一種嬰兒呼吸器，讓孩子的嘴靠在一塊隔板上，身

霍爾丹之棺

蘇格蘭生理學家霍爾丹畢生研究人體內的氣體效應，最後他進行了一系列的實驗，將他自己與一位同事鎖在一個封住的箱子裡（就是所謂的霍爾丹之棺〔Haldane's coffin〕），吸入自己吐出的氣體，並注意到相關的效應。他觀察幾起礦災事故，並發現一氧化碳中毒會造成礦工窒息。他建議他們將白老鼠或金絲雀帶到地底下，因為這些動物會先窒息身亡，讓人們收到事先警訊。在公元1907年霍爾丹為潛水夫發明了減壓艙（decompression chamber），而有毒氣體在第一次世界大戰被當成武器使用，於是他發明了防毒面具。

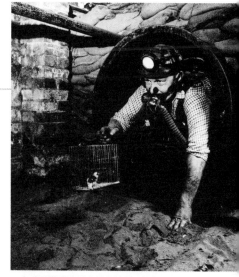

一名威爾斯礦工用金絲雀檢測甲烷和二氧化碳（carbon dioxide）。空氣中出現的量即使甚微，金絲雀只要聞到就會站不住腳昏過去。

體置於木盒內，操作員對著管子吹氣，每分鐘灌注20至30次，以強迫胸腔壓縮。1928年哈佛大學的德林克（Philip Drinker）和蕭爾（Louis Agassiz Shaw）把這原理再往前推進好幾步，開發出由電動馬達驅動的呼吸器，並用幫浦把空氣吸入密封真空的唧筒再排出。他們原本設計是要治療煤氣中毒的受害人，不過幾乎立即就改裝用來拯救染上癱瘓性小兒麻痺的患者。

鐵肺

沒法呼吸的時候被塞入德林克和蕭爾原本那種鐵肺裡，對小患者來說實在是很可怕，1931年艾默生（John Emerson）製出一個稍加修改的版本。這設備有一張床，暱稱為「點心盤」，病人可以滑進滑出氣壓缸，側面還有手動小窗，讓護士能透過此處更換便盆，調整床單，幫病人搔搔癢。還設有一面鏡子，病人藉此能了解室內的狀況。在能夠再度自主呼吸之前，大多數病人得要在鐵肺裡待上一、兩個星期，不過有些人終身都沒法脫離。1940和50年代流行最高峰，成排的鐵肺把醫院病房擠得水泄不通。

科學家一直在試著尋找能夠防範小兒麻痺的疫苗，1935年的試驗死了六名小孩之後，美國羅斯福總統設立「國家嬰兒

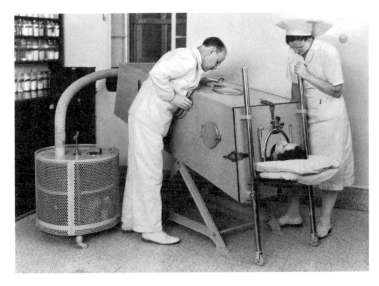

940年，在巴勒斯坦一間醫院內，小兒麻痺患者躺在鐵肺裡。在當時，這部機器值1500美金，差不多相當於美國中等家庭的年收入。

默羅（Edward R. Murrow）：誰擁有這種疫苗的專利？

沙克：嗯，我必須說，沒有人擁有專利。你能擁有太陽的專利嗎？

—— 哥倫比亞廣播公司（CBS）電視專訪，1955

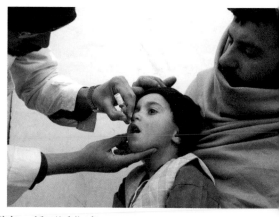

一名巴基斯坦兒童接受口服疫苗，這是進行中消除小兒麻痺計畫的一部分。2015年10月，該國已出現38例，是全球最多。

癱瘓症基金會」（National Foundation for Infant Paralysis, NFIP），贊助大量經費。到1940年，已經曉得病毒是經由糞便傳染，1951年研究人員發現共有三種不同的病毒株。1955年匹茲堡大學的沙克（Jonas Salk）製出一種不活化病毒可保護神經系統；但這疫苗並不能把病毒從消化系統中除去，因此小兒麻痺症依然可以擴散開來。他的疫苗也需要注射好幾劑，不過當時美國採納這種防疫系統。

俄亥俄州辛辛那堤的沙賓（Sabin）製出一種活的減毒疫苗，可口服。在美國境內NFIP並不支持他的活體試驗，但1957至1959年間他在蘇聯、東歐、墨西哥還有其他地方做過試驗，結果都是有效。他的疫苗可用一劑口服藥消除全部三類小兒麻痺，滴到方糖上或混入一勺糖漿服用都行。從1962年起，它就成了使用最廣的小兒麻痺疫苗。

根除小兒麻痺的奮戰

1988年，世界衛生組織（參見176-7頁）展開一項全球消除小兒麻痺症倡議（Global Polio Eradication Initiative），從那時開始，已有超過25億名孩童接種疫苗，而且新病例的數目已減少超過99%。小兒麻痺依然在巴基斯坦和阿富汗流行，還有跡象顯示可能會在敘利亞復發，因為戰亂之下的國家很難為兒童接種。

1959年美國醫院裡約有1,200人躺在鐵肺裡，但到了2014年只剩10名。如今人工呼吸大多是由呼吸器進行，經由嘴巴插入或是透過氣管切開留置的導管。

維生系統

21世紀，現代的醫院設備可取代人體器官與系統的許多功能。病人無法自主呼吸的時候，可用呼吸器把空氣灌入肺臟。如果心臟停止，醫生會試試心肺復甦、去震顫或用藥要它再開始跳；心臟手術期間，心肺體外循環機（參見170-71頁）可接管長達10個小時。透析儀可處理腎臟功能（參見174-75頁），鼻胃管可供應病人需要的所有營養素及液體。維生系統通常是在恢復期間一種過渡性的解決辦法，但某些情況下也會長期使用。

佛萊明的細菌培養皿
Alexander Fleming's Petri Dish

地點：英國・倫敦

時間：1928

領域：細菌學、免疫學

佛萊明在研究流感的時候，不小心有幾個養著葡萄球菌的培養皿在三星期的假期裡忘了加蓋。當他銷假上班，發現空中的黴菌孢子落到盤裡，而且看來好像把旁邊的細菌都殺死了。他並不覺得這個觀察結果會有什麼實際應用，不管怎麼說還是發表了一篇論文。十二年之後，幾位澳大利亞研究員根據他這項發現繼續研究，開啟抗生素時代。盤尼西林（penicillin）被吹捧成新的仙丹妙藥——1942至1975年間，之前造成重大死亡的病都有了解藥，例如像是結核病，全球的平均餘命（global life expectancy）突增8年。

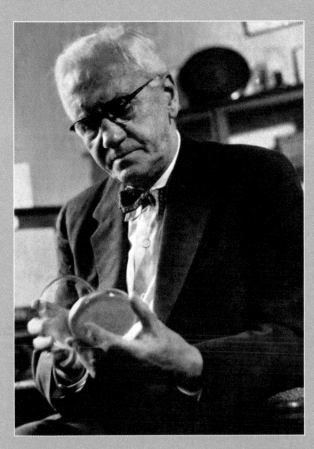

人有時會發現並非他所期待的東西。
——佛萊明，諾貝爾獎得獎演說，1945

黴菌的應用

古代的希臘人、羅馬人和印度人已在用植物及麵包黴菌治療感染，依據的並不是對其功效有什麼認識，只不過是傳說有效罷了。19世紀末的科學家爭先恐後想要弄懂細菌是怎麼一回事：巴斯德（參見114-19頁）注意到某些細菌是另一些細菌的死對頭，就猜測或許能拿來用於治療目的，而李斯特（參見128-131頁）拿藍起司上的青黴菌（*Penicillium glaucum*）實驗其抗菌效力。1897年，杜森（Ernest Duchesne）用青黴菌治癒幾隻得到傷寒的天竺鼠，但他的成果並沒有受到太多重視。

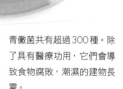

青黴菌共有超過300種。除了具有醫療功用，它們會導致食物腐敗，潮濕的建物長霉。

德國醫生艾利希（Paul Ehrlich）發現有些細菌會沾上化學染料，有些則否，結論就是應該有辦法選擇性地殺死細菌而不傷害旁邊的細胞。這想法導致1909年製成抗菌藥洒爾凡散，艾利希稱之為「化學治療」。這是第一個有效治療梅毒的辦法，但有若干討人厭的副作用，因此並未被普遍頌揚。

1928年那時，佛萊明並沒能體會到特異青黴菌（*P. notatum*，如今稱產黃青黴菌〔*P. chrysogenum*〕）殺死培養皿內葡萄球菌的意外發現有什麼重要。探查這種黴汁的生物性質時，他發現即使稀釋800倍依然有效。他稱這成分為「盤尼西林」，但是並不認為能夠萃取製造出足夠份量供廣泛應用，因此他只是在《英國實驗病理學期刊》（*British Journal of Experimental Pathology*）上發表論文談及此事，然後回去繼續做其他的事。

從實驗室到戰場

1930年代，澳大利亞科學家弗洛里

十大死因

1900年美國的前三大死因是肺炎／流感、結核病以及下痢疾病，心臟病（heart disease）排第四，中風（strokes）第五，癌症第十。1920年肺炎／流感依然是頭號殺手，但心臟病已升到第二，結核病第三，下痢第八，產後感染第十。到了1950年，已有抗生素可用，心臟病就成了第一，癌症第二，肺炎（pneumonia）和結核病已分別掉到第六和第七。到了1954年結核病完全落出前十之外，產褥熱也是一樣。如今，前三大死因是心臟病、癌症以及慢性呼吸道疾病（chronic respiratory diseases）。

佛萊明的細菌培養皿

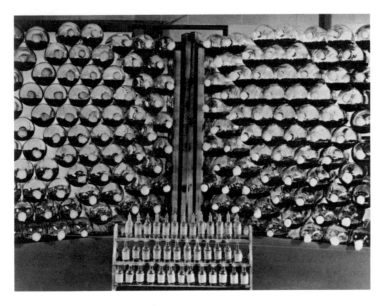

二次大戰期間大量生產的盤尼西林。到了1945年，一個菌株的產量要比1939年的菌株更強十倍。

（Howard Florey）和柴恩（Ernst Chain）在搜尋抗菌物質的時候，偶然見到佛萊明的論文。他們在實驗室裡培養特異青黴菌，1940年在感染葡萄球菌的小鼠身上做實驗；吃了藥的活下來，沒吃藥的全都一命嗚呼。弗洛里和柴恩前往美國尋求協助大量生產盤尼西林，而且1942年波士頓一間夜總會大火之後用於治療倖存者十分成功，因而美國政府出資贊助。通常，皮膚移植有高度感染風險（參見148-51頁），但盤尼西林治療協助那些燒傷的人能夠存活。從此開始生產競賽，要產出足量這種「妙藥」幫助參加二次大戰的盟軍士兵，而到了1944年6月諾曼地登陸那天，藥量足夠供應每位同盟國的軍人。這消息一直被列為機密，直到戰後德國、日本和義大利才知道，因此軸心國因傷口感染而截肢的患者要比同盟國多得多。

> 抗生素的首要原則是先試著別用，第二原則是別用太多。
> —— 馬利諾（P. L. Marino），《加護病房手冊》（*The ICU Book*）一書「抗生素治療」章節，2007

　　生化學家將注意力轉往創造出新的抗生素，以治療各種不同細菌感染。有些藥，例如盤尼西林、甲硝唑（metronizadole）和複方新諾明（cotrimoxazole）是殺菌劑：它們會干擾細菌的細胞構造而殺死細菌。其他還有抑菌劑，像是四環素類、磺胺類，它們可以阻止細菌複製。突然間，之前可能會致命的結核

病、百日咳（whooping cough）、淋病、肺炎、尿道感染、產褥熱、猩紅熱、細菌性腦膜炎以及各種下痢病症，全都有藥可醫了。還沒有抗生素之前的日子，即使最小的手術都有術後感染風險，但1945年之後外科醫生可嘗試比以前做過那些更複雜的手術。看來真是有如奇蹟一般。

抗生素抗藥性

1945年那時，佛萊明已提出警告，太小劑量抗生素可能無法完全清除感染，導致微生物對藥物產生抗藥性。事實上，對於具抗藥性的細菌有一種正向篩選的效果，因為具有這種特性才能存活。他的建議沒人在意，反而盤尼西林很快就讓大眾能自由取得，加在各種成藥當中：軟膏、乳霜、油膏、口含錠和藥片。在美國到了1955年才改為需有醫生處方才能買到，但抗盤尼西林的葡萄球菌已經出現。1959年研發出一種合成的盤尼西林，名為美西西林（methicillin），但2年之後就有了抗美西西林的金黃色葡萄球菌（MRSA）。這個問題出在對抗生素無法治療的病症過量給藥，例如像是流感和一般感冒，而且有些國家把抗生素當預防用藥（避免感染），促進了抗藥菌的生長。

21世紀，抗生素抗藥性感染越來越常出現，製出的新藥越來越少。每年有五十萬的抗藥性結核病例，除非有新藥出現，否則我們恐怕要回到20世紀初的歲月，細菌感染等於死刑宣告，或不得已要將患部截肢。

超級細菌

具抗藥性（drug-resistant）的超級細菌（superbugs）通常是出現在醫院，在那兒細菌和用來對抗它們的藥物經常會遇到一塊。MRSA是一種平常會在皮膚上出現的細菌，它們會造成小感染，但如果透過開放式傷口或導管進入血液，就非常難以治療，致死率約在20%至35%之間。難養芽孢梭菌（Clostridium difficile）會造成小腸感染，一年奪走14,000條人命，而且病人先經抗生素療程傷害健康小腸菌相平衡之後，更容易染上。腸桿菌科（Enterobacteriaceae）是一大類的細菌，有些有害、有些無害，具碳青黴烯抗藥性（carbapenem-resistant）那幾種會在血液內造成感染，每年害死600人；造成淋病的淋病雙球菌（*Neisseria gonorrhoeae*）已有若干菌株如今對所有用藥都有抗性。

電子顯微鏡影像，抗美西西林的金黃色葡萄球菌（MRSA）正被一個白血球細胞吞噬。

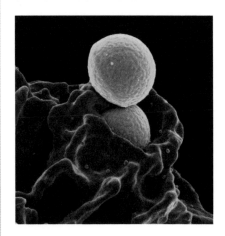

布留霍能科的灌注儀
Bryukhonenko's Autojektor

地點：蘇聯‧莫斯科

時間：1928

領域：外科‧生理學

20世紀前半葉，生理學家把注意力轉向研究維持器官存活的方法，當身體失去功能的時候設法供應帶氧血。在美國，主要的研究重點在於要開發出一種心肺機（heart-lung machines），心臟暫停時可以接替工作，才能進行心臟手術。至於蘇聯，挑戰更大：是否能用布留霍能科發明的灌注儀讓人體器官回復生機？如今，這些實驗或許看似違背道德，卻觸發若干相當有意思的問題──包括「死亡」一詞的根本意義。

> **隱約有消息傳到美國來，蘇聯科家已經有辦法讓死屍重獲生命。**
> ──《時代》雜誌，1929

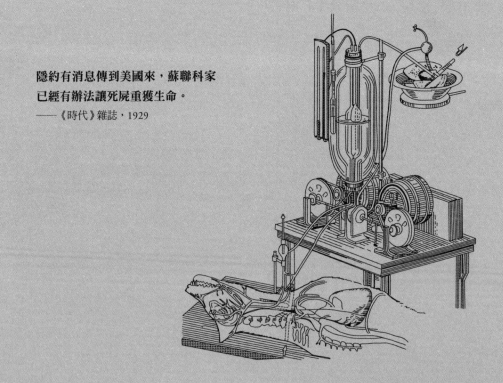

死而復生

1880年代，不列顛生理學家洛克（Frank Spiller Locke）開發出一種食鹽水溶液，可讓割下的心臟在生理學實驗室內繼續跳動。這用來做研究十分便利，但他從來沒有想過之後會被用在什麼方向。1902年，在俄羅斯聖彼得堡工作的庫列亞博科（Alexei Kulyabko）用洛克的溶液讓早已停止跳動44小時的兔子心臟重新開始動起來，隔年，他用死於肺炎的嬰兒心臟故技重施。1910至1913年間，昂德列耶夫（Fyodo Andreyev）又更進一步，把食鹽水和腎上腺素注入狗的身體內然後對心臟施加電擊，讓牠又活了過來。

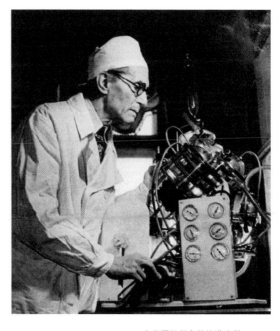

布留霍能科和他的灌注儀，算是最早的心肺機。它用動物捐來的肺臟來氧合血液，還有兩個幫浦讓血能在機器裡流通然後送回實驗對象體內。

這些生物並不能長久「活著」，不過如此可能激起莫斯科的科學家布留霍能科極大興趣。他設計了一部機器可換新動物的血，方法是先把血抽出，在一個玻璃罐裡加溫並且氧合，再送回生物體內。1928年，在莫斯科舉行的第三屆生理學家年會，布留霍能科展示他的灌注儀，用在割下的狗頭。重新氧合的血開始循環，那狗頭開始對外界刺激有所反應，最明顯的是若有強光照牠眼睛時會眨眼。

順著這些實驗一脈相傳，1929年庫列亞博科和昂德列耶夫試著要讓前一天手術期間過世的人「重獲生機」。把那人的

死亡的定義

1768年的《大英百科全書》把死亡（death）定義為靈魂與身體分開，這信仰也在洞穴壁畫和許多文明的喪葬儀式當中可見到。一直到20世紀中葉，如果一人的心臟不再跳動而且氣體不再從肺臟呼出，醫生就宣告此人死亡，有些還會捏一捏皮膚確認沒有疼痛反應。問題在於，越來越多病人可以經由口對口人工呼吸和胸部按壓重新活過來。監控技術的進步，就可提出以腦部沒有電活動做為死亡定義——但，指的是腦的哪個部分呢？「訊息理論性死亡」這概念是指腦部受傷以致功能不可能恢復。隨著科技進步，爭論還會持續下去。

血加上洛克的溶液和腎上腺素灌入，他的心臟在胸腔裡動了起來，而且喉嚨裡發出噎到的聲響。就這麼繼續「活了」差不多20分鐘。1934年斯帕索庫科茨基（Sergei Spasokukotsky）讓一名3小時之前自殺的人復生，運用灌注儀重獲心跳，還聽見喉嚨發出聲音，但那人的眼皮一張開，嚇壞的科學家立刻把機器關了，讓他又「死」一次。

心肺機

早在1885年，德國科學家馮・傅萊（Maximilian von Frey）就已經組了一個初期的心肺機原型，但一直要到1916年發現了能夠抗凝血的肝素之後，才有辦法實用——而且，就算如此也不算特別成功。1930年10月，美國外科醫生吉本（John Heysham Gibbon Jr.）參與一個團隊，要動手術為一位女性病患移除大塊的肺栓塞。術後病人不幸過世，他決定要造出一個有用的心肺機，接下來耗費23年進行研究。

> 很少（可說是沒有）單獨一項研究成果可以如此大幅拓展外科醫生的能力，能為先天畸形與後天損傷的殘障者提供協助。
> ── 舒馬克（Harris B. Shumacker）所寫的《吉本傳》（*John Heysham Gibbon Jr.*），1982

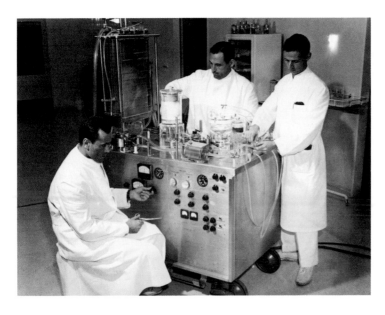

1958年的心肺機。1950年代及1960年代，除了新發明的機器，配上診斷、抗凝血方式及術後護理的進步，使得心臟手術更為成功。

吉本的第一個設計是個圓筒，氧氣對著薄薄一層血液吹拂，不過這樣效果不夠好。一直要等他將圓筒內部裝滿鐵紗網製造渦流並增加表面積，每分鐘氧合的血量才夠維持生命。1953年5月6日，他為一名18歲少女進行心中隔缺損修補術的時候使用這部機器長達26分鐘。手術成功完成，13天之後病人就出院了。

心臟手術

吉本的突破之前，少有人嘗試心臟手術。19世紀有幾位外科醫師曾經動過心包膜的手術，但1896年德國法蘭克福的雷恩（Ludwig Rehn）醫師修補刀傷受損的右心室，才算是第一例成功的心臟手術。1925年，英國外科醫生蘇塔（Henry Souttar）為三尖瓣狹窄的病人動手術，而1947年另一位英國醫師謝勒斯（Thomas Holmes Sellors）為患有肺動脈瓣狹窄的病人動手術，解決右心室往肺動脈心流受阻的問題。1940及1950年代，馬里蘭州巴爾的摩約翰霍普金斯的一組外科醫生發明一種成功手術，可治療一生下來就具有先天心臟異常的藍嬰，方法是把鎖骨下動脈連到肺動脈。為了不讓心臟停止跳動因而停止輸送氧合血流到腦部以及其他器官，外科醫生只能做到這麼多。

心肺機開發成功之後，就能處理所有複雜的心臟缺陷、心臟瓣膜異常、冠狀動脈粥樣硬化以及胸部主動脈瘤。1967年巴納德（Christiaan Barnard）做了第一例成功心臟移植手術（參見190-93頁）。現代的心肺機使用高效能微孔中空纖維氧合器，可以更有效率把氧攝入血液內。

人體冷凍術

相信人體冷凍術（cryonics）的人認為，死後立刻放入液態氮冷凍起來的身體可在未來用現今科學尚不知曉的技術復生。1960年代早期有好幾本書都在鼓吹這個想法，1967年貝德福（James Bedford）醫師成為被冷凍的第一人。對此懷疑的人說，因長期冷凍以及缺氧所造成的組織損傷不可能修補，而且尚無法證實復生的人可保有原先記憶、認知功能以及人格。生殖醫學診所裡的冷凍人類胚胎，解凍後植入子宮，已能成長發育成正常人，不過已死的人冷凍起來會怎麼樣，完全又是另一回事。

科爾夫的人工腎臟
Willem Kolff's Artificial Kidney

地點：荷蘭，坎朋（Kampen）

時間：1943年

領域：血液學、腎臟學、生物工程

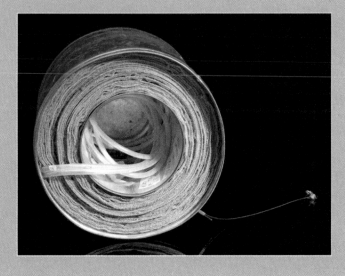

許多疾病以及傷害會造成腎臟衰竭，導致毒性物質累積在血液中，擾亂酸鹼平衡並導致水腫。第二次世界大戰之前，腎臟衰竭幾乎都會致命，但在納粹佔領下的荷蘭工作的科爾夫醫師，設法造出世界上第一個人工腎臟。他手頭可運用的資源並不充裕，零件還是取自舊車以及洗衣機、橙汁罐以及香腸腸衣才製成第一臺機器，1945年這機器救了一名因腎臟衰竭而陷入昏迷的女士，開啟了醫療新紀元，至此機器至少能做到若干器官的功能。

科爾夫醫師的眼光遠大，要比大部分的人看得更遠……他總是讓我耳目一新，開會的時候，見到新的程序或材料，都能帶到實驗室來找到用途。
——歐森（Don Olsen）醫師，美國猶他州人工心臟研究院的院長，引述自《紐約時報國際版》（*International New York Times*），2009

清理血液

　　腎臟是個過濾器，除了多餘水分和鹽類，還可將廢棄物像是尿素和肌酸酐從血液濾出。維持血壓以及分泌促紅血球生成素（erythropoietin）也是腎臟的重要功能，後者是一種可刺激製造紅血球的荷爾蒙。所有腎臟衰竭病例之中，約半數是糖尿病所致，還有大概四分之一由於高血壓。其他因素還包括生病，例如瘧疾和黃熱病，或外傷。

　　1914年，馬里蘭州巴爾的摩約翰霍普金斯大學的一個團隊發明了「薄膜活體擴散裝置」，可以根據穿透薄膜的能力，幫狗將血中的微粒區隔開。然後以水蛭產生的水蛭素來避免血液凝結。當時要進行人體試驗有太多的困難，因此這項研究只能暫緩。

　　1938年，科爾夫醫師眼睜睜看著一名年輕人由於暫時的腎臟衰竭慢慢而痛苦地走向死亡，了解到如果能在腎臟復原期間淨化病人血液中的廢棄產物，說不定可以存活。他開始尋求解決之道，但研究因1940年德國軍隊入侵荷蘭而中斷。

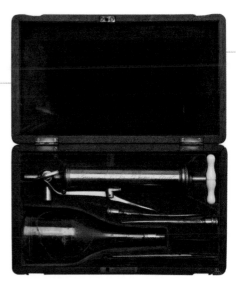

輸血史

1660年代時，最初那幾個人體輸血（blood transfusions）案例死亡率高得驚人，因此輸血普遍受到禁止。1828年，勃朗岱運用輸血救了一位產後出血婦女的性命，而且1853年沃德（Alexander Wood）發明皮下注射針（hypodermic needles）之後，輸血程序就變得容易多了。不過，還是經常致命，沒人知道原因；直到1901年藍施泰納（Karl Landsteiner）認出血型（blood types）分成A、B和O型，曉得應該給病人正確血型的輸血。1918年設立第一座血庫，可將血液儲存起來最久達21天，用於治療戰場受傷後出血休克的士兵。

19世紀勃朗岱（James Blundell）的輸血裝置。1825至1830年之間，他進行過10次輸血，僅有半數成功。

透析儀

科爾夫醫師移到位於坎朋的一間小醫院，可以繼續他的研究而用不著與納粹同路人合作。他用香腸的腸衣做膜，注入血液，排除空氣，加入尿素，然後放入鹽水浴中攪拌。小的尿素分子透過香腸的腸衣而血液分子沒法穿透，5分鐘不到，尿素都已移到食鹽水裡。依據這個原理，他繼續製造第一個人工腎臟機器，裡頭有長達46公尺長的香腸腸衣繞著一個木製圓柱，全都浸在鹽水浴中。病人的血被灌入其中，圓柱轉動以移除廢棄產物。為了將血液再灌回病人體內，他用了從福特汽車裡取下來的抽水幫浦。

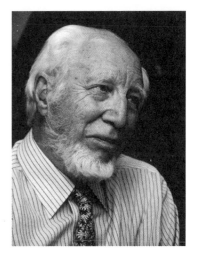

科爾夫，一位非凡的人物，第二次大戰期間救了很多反抗軍特務，幫他們假扮成需要住院的病人。

科爾夫用這臺機器腎臟治療的前15位病人都沒有存活，但他做了很多改良，包括更換原本使用的抗凝血劑，1945年他救了一位陷入尿毒症昏迷的65歲女士。這麼一個發明，很多科學家都會申請專利，但科爾夫將此發現分享出來，並做了好幾臺人工腎臟送給英格蘭、荷蘭、波蘭以及美國的醫院。一開始有些醫生不願使用，覺得把血液從人體抽出來弄乾淨再放回去的做法（即透析程序）並不符自然，不過很快就大受歡迎。

一開始這機器只是想要讓急性腎衰竭患者能活著等自己腎臟復原，但1960年代早期，華盛頓州西雅圖的斯克里布納（Belding Scribner）開始用它來治療慢性腎衰竭患者，讓他們反覆接受透析。這在當時是個相當昂貴的治療法，病人每週要到醫院兩次，每次歷時16小時，不過很快就證明此法成功。1964年，第一個能讓腎病患者在家進行透析的機器開始進行試驗。

科爾夫的旋轉鼓式腎臟機原型。1945年第一位成功用它治療的病人是位納粹同路人，但他認為救人性命是自希波克拉底以來就確立的醫者職責。

腎臟移植

透析有個缺點，因為人工腎臟並不能做完真正腎臟所有的工作。舉例來

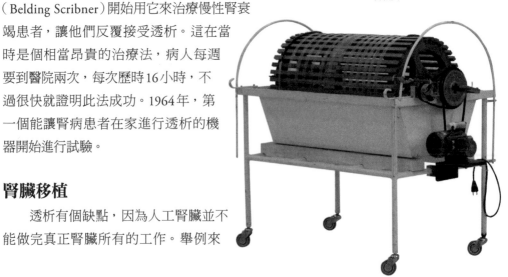

很多人對新奇、之前沒聽過、中學或大學沒教的東西都會排斥。我早就下定決心，如果聽到什麼新的東西，沒充分了解並花點時間加以研究，絕對不要排斥，

—— 科爾夫，1991年接受美國成就學會（American Academy of Achievement）專訪

說，機器沒法分泌促紅血球生成素，因此透析病人會貧血，而且很容易受到感染。長期而言腎臟移植還是比較好，因為每人都有兩個腎臟，有可能利用活體捐贈。腎臟是個相對比較容易移植的器官，因為只有一條主動脈和主靜脈。1954年，波士頓的外科醫生為一名24歲男子進行第一例人類移植，用的是病人雙胞胎兄弟捐出的腎臟，自此之後這手術就變得常見，5年存活率約為九成。

然而，腎病患者能有適合捐贈腎臟可用之前必須面對好幾年的透析，而且即使透析技術已更為精密，仍有可能會死。目前已有人在研究大小如咖啡杯的人工腎臟，可移植到體內。它是包含奈米矽膜的過濾器，只需血壓就能迫使血液透過。幹細胞研究（參見206-209頁）總有一天也會讓科學家能養出新的腎臟。

人工器官

第二次大戰過後，科爾夫搬到美國定居，繼續他對各種可取代身體機能之生物工程機器的研究。他為心肺機（參見168-71頁）設計了一種新的滲透膜，還著手製造第一個人工心臟，1982年移植給一位牙醫克拉克（Barney Clark）。裡面包含由科爾夫助手賈維克（Robert Jarvik）設計的多層隔膜，因此科爾夫以其一貫的謙遜堅持這應該命名為賈維克心臟。克拉克醫師在術後活了118天，但這經驗讓研究有了寶貴的進展。1999年，科爾夫醫師參加製造人工眼的團隊，而且他還在進行人造腿、手臂以及人工耳的研究；他的模範激勵世界各地的生物工程學家，要造出能取代其他器官的機器。

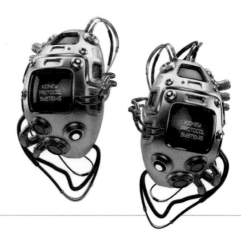

植入體內的人工腎臟很快就要開始進行試驗。它們會濾掉廢物並讓病人不用做透析，也不會有人體移植出現的排斥風險。

世界衛生組織旗幟
World Health Organization Flag

地點：瑞士‧日內瓦

時間：1948年

領域：流行病學‧公共衛生

從19世紀中葉開始，就有好幾個組織在監控傳染性疾病的傳播，像是霍亂、鼠疫和黃熱病，並且贊同隔離檢疫以及其他對抗措施，但這些組織比較是針對特定地理區域。第二次世界大戰之後，中國和巴西的聯合國代表遊說應有一個全球性的機構，能發動並執行真正的國際健康倡議，便在1948年成立「世界衛生組織」（WHO）。它的宗旨是要「使人類獲得最高可能的健康水準」，代表旗幟就是在聯合國旗幟上加著攀附著蛇的阿斯克勒庇俄斯（Asclepius）之杖，即希臘醫療之神的標記。

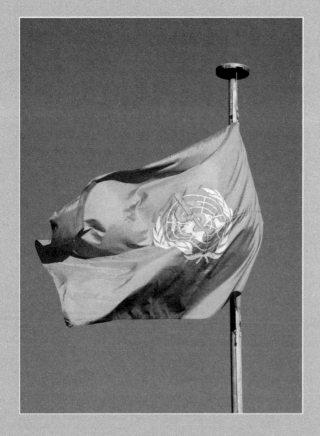

> 健康不僅為疾病或羸弱之消除，而係生理、心理與社會生活中的完美狀態。
> ——世界衛生組織，1948

世界衛生組織的成與敗

WHO一開始的目標清單，草擬於
1948年，最高優先設定為要戰勝瘧疾、
結核病和性病（venereal diseases）；改善孕
產婦（maternal）與兒童（Child）健康；還
要提倡營養與環境衛生（environmental
sanitation）。它啟動流行病學服務，以通知
各國政府有疫病爆發，一開始是用電傳而如今透過網際網路，
並成立團隊對於潔淨飲水和清潔提出建議；協調並溝通醫療研
究；針對各種主題進行健康建議宣導，例如營養（nutrition）、
哺餵母乳（breastfeeding）、菸（smoking）、禁藥（drugs）和安全
性行為（safe sex）等等。

WHO最為人所熟知的成就，大概要算是1975年根除天
花（參見95頁），而疫苗接種計畫也大幅減少白喉、破傷風
（tetanus）、百日咳、小兒麻痺、麻疹（measles）和結核病的全球
死亡率，這些在之前都是常見的致死病因。1955年，WHO宣
稱要根除瘧疾，但到了1970年代不得不放棄，因為這理想太過
高遠。全球的小兒麻痺根除計畫比較成功，從1988年以來病例
數已減少了99%。

偵查並報告新的病株，是WHO另一項重大成就。WHO
每年都會追蹤流感以及登革熱病毒（dengue fever virus）的病原
株，據以製造合適疫苗。WHO還監控愛滋病的發生率，以便
看出感染率是否有什麼新的趨勢，並且發起警戒行動以提防禽
流感（參見155頁）、出血性疾病（hemorrhagic diseases，參見
214-17頁）以及天花、鼠疫和黃熱病等古老的敵手。

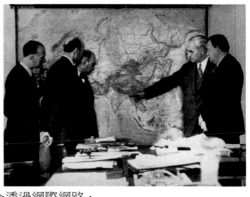

1947年的WHO臨時會，
此時尚未正式成立，議題是
要討論對抗瘧疾擴散的方
案。

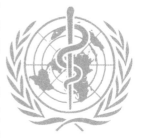

WHO標誌上的阿斯克勒庇
俄斯之杖，依據希臘神話，
阿斯克勒庇俄斯因為讓死者
復生而被冥王殺害。

活得更久，過得更健康

WHO的工作，有助於大幅增加該組織成立之後的全球平均預期壽命。1955年出生的孩子，
平均預期壽命為48歲；2000年生的，為66歲；計劃中2025年出生的孩子能上升到73歲。女
性在懷孕生產期間死亡的人數，從1990年到2013年已下降45%，部分要歸功於WHO的宣導
活動，而且5歲以下嬰幼兒的全球死亡率，從1990年的每千人90例降到2013年的46例。

克里克與華生的雙螺旋
Crick and Watson's Double Helix

地點：英國·劍橋

時間：1953年

領域：生物化學、遺傳學

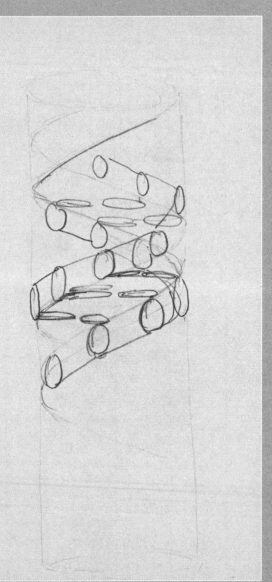

DNA——每個活細胞內都有的物質，代表了細胞複製的時候代代相傳的特徵——其雙螺旋結構並不是靠兩位科學家獨力發現，而是好幾個世紀下來數十位各國男性與一位女性在不同領域努力的成果。這項發現的醫療應用還沒窮盡，不論是基因治療（gene therapy）還是遺傳篩檢都是如此。將來依然有巨大的障礙需要克服超越，有些先天疾病似乎可能有辦法預防，還有很多其他病症可能治癒，全都要靠這些走在時代前端的科學家的研究成果，克里克（Francis Crick）與華生（James Watson）只是現在最為人們熟知的兩人。

> 我認為很有可能這一大類稍有不同的含磷物質會與蛋白質有所對應，比如一族的核酸。
>
> ——米瑟爾（Friedrich Miescher），1869

解開一個生物化學的難解之謎

DNA是在1869年由瑞士化學家米瑟爾發現。他在研究白血球細胞的時候領悟到，所有活細胞的核內都有同樣物質，他稱之為核酸。他對這項發現的重要性毫不懷疑，但其他科學家並不重視，一直要到20世紀初才改觀，俄羅斯出生的生化學家利文（Phoebus Levene）開始研究核酸的功能。他發現核酸有兩種：DNA（去氧核糖核酸）以及RNA（核糖核酸）。他提出DNA的組成包括四種核鹼基——鳥嘌呤（guanine, G）、腺嘌呤（adenine, A）、胞嘧啶（cytosine, C）和胸腺嘧啶（thymine, T）——加上一個去氧核糖和一個磷酸基團；而這三者以磷酸—糖—鹼基的順序組成一個單元稱為核苷酸。有位奧匈裔的生化學家查加夫（Erwin Chargaff），發現其結構有兩大基本原理，即所謂的「查加夫法則」：鳥嘌呤的量總是和胞嘧啶一樣，腺嘌呤的量總是等於胸腺嘧啶，然而各核鹼基的相對數量則是依物種彼此不同。

一直要到1940年代，人們都還以為複雜的蛋白質帶著代代相傳的遺傳特徵，但薛丁格（Erwin Schrödinger）1944年出版的《薛丁格物理學講義：生命是什麼？》（*What is Life?*）一書認為，這項功能需要有一種不規則的晶體，以不重複的模式鍵結，因此就能記錄大量訊息。這就是關鍵所在。要不了多久，科學家就曉得DNA的複雜度夠讓它帶有編碼，幾乎就和摩斯密碼一樣，只需依靠G、A、C和T四種單元。

孟德爾

孟德爾（Gregor Mendel）是位奧地利的教士，1856至1863年期間在修道院的園圃裡研究成千上萬豌豆雜交種，確立好幾項基本遺傳規則。當時人們都以為後代遺傳到的是雙親特質的混合，但孟德爾發現基因是成對出現，遺傳的是獨特單元而非混合單元。他提出基因有顯性和隱性，並且釐清許多特徵都是依統計定律隨機傳給下一代。他的理論在當時備受嘲笑，可是到了20世紀初，科學家才承認他是「遺傳學之父」。

孟德爾選擇豌豆植株做實驗，因為變種十分繁多，生長快速而且不同個體很容易區分。

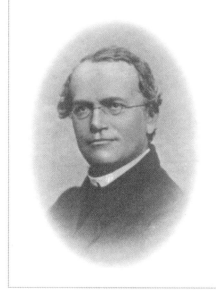

51號相片

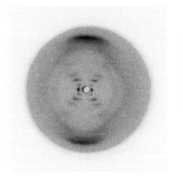

1948與1950年間，紐西蘭的物理學家威爾金（Maurice Wilkins）在倫敦的國王學院為取自公羊精子的DNA拍攝X射線繞射相片，而且研究成果讓他相信其結構是螺旋盤繞狀。

51號相片（Photo 51）：頂端和底端的暗色顯示四個鹼基，而交叉的兩條線顯示出從側面觀察時螺旋內的對稱面。

1951年，化學家佛蘭克林（Rosalind Franklin）加入團隊好讓學院的X射線晶體圖像實驗室跟上時代，把她之前在法國巴黎時研究煤炭的分子結構所學到的技術拿來運用。但威爾金以為佛蘭克林只是被請來當他的助手，並非獨立的研究人員，因此兩人的關係並不好，而且她在那工作的幾年都沒能改善。

一直要到1952年5月，佛蘭克林才開始拍攝她自己的X射線DNA繞射相片，繼續精進她的研究成果，在她督導之下，讓一位名叫葛斯林（Raymond Gosling）的博士生可以拍到至此最為清晰的相片。這張相片後來被稱為「51號相片」，顯示出雙螺旋結構，去氧核糖和磷酸分子形成外側骨幹，內側則是成對的四種鹼基（A, C, G, T）。

佛蘭克林幾乎就要能夠自力確認DNA的構造。由於她英年早逝，永遠也不能明白克里克與華生所造出的雙螺旋模型多麼依賴她那張51號相片。

同一時間，英國的劍橋大學裡，克里克與華生也在研究DNA結構；但佛蘭克林指出他們1952年的模型是錯的，骨幹不應放在內側。1953年初，美國人鮑林（Linus Pauling）發展出一套做模型

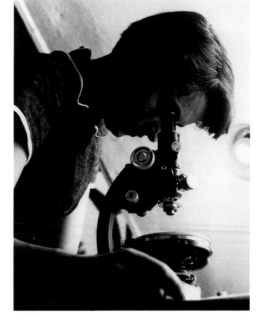

身為科學家，佛蘭克林小組所做的每件事都乾淨俐落、盡善盡美。她拍攝的繞射相片是X射線拍過物質裡頭最漂亮的作品。

——貝爾納（J. D. Bernal），佛蘭克林的訃告，刊於《自然》，1958

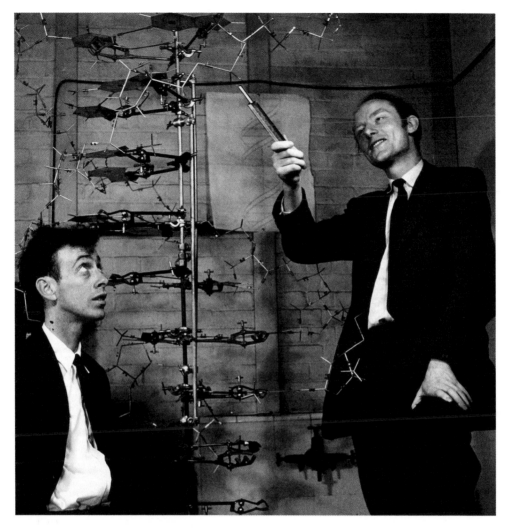

的新技巧，威爾金未經佛蘭克林允許就把51號相片的複本拿給克里克與華生看，這舉動備受爭議。她在非公開場合把數據提供給克里克、華生兩人在劍橋的同事，於是克里克與華生得以在1953年3月7日提出他們有名的DNA雙螺旋模型。

克里克與華生和他們著名的模型。他們並沒有「發現」DNA，有時人們會有此誤解，他們是運用其他科學家的研究成果，首度正確說明其雙螺旋構造。

　　四人同意那模型應該算是克里克與華生的成果，不過背景研究都是威爾金和佛蘭克林所做。1962年諾貝醫學獎合頒給威爾金、克里克與華生；佛蘭克林在1958年因癌症過世。

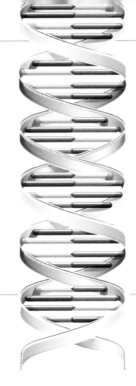

雙螺旋

每個DNA分子都由彼此交纏的兩股組成，由一對一對鹼基相連，看起來像是扭轉梯子上的臺階。其骨幹是由糖（去氧核糖）和磷酸交織構成，藉由鹼基之間的氫鍵連結在一起。腺嘌呤總是和胸腺嘧啶配對，而胞嘧啶配鳥嘌呤。這些鹼基的序列決定建構、生長以及維持有機體所必須的訊息。螺旋的外側具有含氮鹼基，暴露在外讓氫原子可與之鍵結。

DNA分子繞著一種蛋白質交纏以形成染色體。每個人類細胞有23對染色體。

基因工程

每個人類細胞都含有DNA，如果拉長開來，長度會超過1.8公尺，而且單1公厘的DNA就包含有約5百萬對鹼基。基因就是由成對的鹼基組成，尺寸從幾百到幾百萬不等，帶著可決定特徵的訊息。這些基因編碼的突變會導致先天疾病，像是血友病，或讓人更容易得病，例如癌症或心臟病。長期來說，突變也會發生在生物體適應環境時，這過程稱為演化改變。

DNA的結構被了解之後，世界各地的科學家開始探索可以怎麼應用這樣的知識，其中一項就是人為修改某生物的基因將所需特徵由別處轉殖過來。有些酵素被發現可用來切斷某生物體的DNA片段再與其他片段接合。1973年，有一叢細菌成了世上首度出現的基因改造生物體，然後是1974年的幾隻實驗小鼠。

基因工程（genetic engineering）的第一項實際應用出現於1982年，成功將細菌改造為可生產人類的胰島素，讓糖尿病患者使用（參見156-59頁）。自此陸續發展出人類生長激素、抗體、疫苗以及許多其他藥劑。病毒也可經設計移除具感染性的序列，因而讓人帶有免疫力。

基因改造（GM）作物已能依需求製成，以對抗乾旱或害蟲侵襲，基改食品首度在1994年上市販售。實驗鼠也經基因工程處理，可用於研究癌症、心臟病、老化和肥胖。經由培育的豬隻長出能夠移植到人體的內臟器官，並用於研究帕金森氏症。

基因治療

1990年至2003年，人類基因組計畫（Human Genome Project）達成了不起的任務，將人類DNA全部30億鹼基完成定序。因此，科學家已能辨識出由特定基因導致的某些疾病，因而為以基因為依據的治療方法鋪好了路。

1990年第一個核准的基因治療人體試驗是把基因轉錄至患有嚴重免疫缺陷兒童的T細胞，但問題很快就出現了。新的基因材料很難跨過細胞障壁，總是有被排斥的風險，還有細胞要歷經不間斷的分化複製程序，需要反覆進行治療。特別經過改造的病毒、酵母和細菌都曾經被用來當作載體，把健康基因插入患病細胞，而且奈米科技可提供進一步的遞送系統（參見201頁）。

只影響到單個基因的疾病，例如像是鎌形血球貧血症（sickle cell anemia）和囊腫纖化症（cystic fibrosis），理論上應該比較容易運用基因治療法對付。目前為止已有若干試驗得到令人期待的成果。2002年用來治療小鼠的鎌形血球貧血症；2010年一位法國病人成功治療常見的血液疾病乙

複製

過去50年，科學家已能複製（clones）很多種動物，方法是把取自生物體成熟細胞植入已將細胞核移除的卵內。讓它在試管內發育然後植入成年母體內。1996年，桃莉羊（Dolly）是由一隻六歲羊的乳房細胞複製而來，1998年日本的團體做出複製牛。貓、狗、鹿、兔子和大鼠都被複製過，而且少數幾位科學家宣稱已能成功複製人類，不過目前都還未經獨立證實。

桃莉羊是第一隻來自成年細胞的複製哺乳動物，這是農場動物乳汁中藥品生產研究計劃的一部分。桃莉活了六歲，生過六隻小羊。

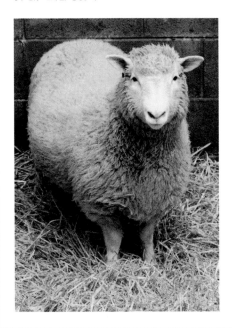

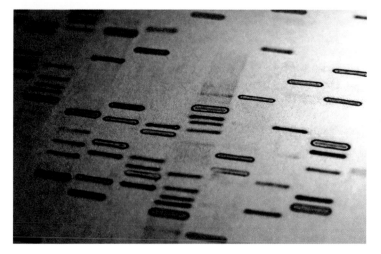

DNA圖譜揭示每個生物獨一無二的DNA指紋，可利用來建立家族系譜、從犯罪犯現場遺留的微物跡證認出犯人，還能找出可導致疾病的基因突變。

型地中海貧血（beta thalassemia）；2011年，對59位慢性淋巴球性白血病（chronic lymphocytic leukemia）病人所做的前導研究，其中26位經過基因治療後完全康復出院；還有好幾項眼疾也可成功治癒，包括視網膜營養性萎縮（retinal dystrophy）。

2003年中國成了第一個核可使用基因治療產品Gendicine的國家，這是一種用來治療頭頸癌的病毒，方法是進入腫瘤細胞並且干擾它們的基因編碼。俄羅斯在2011年跟進，批准用於治療周邊血管疾病的Neovasculgen，而2012年Glybera在美國及歐洲獲得核准用以治療會造成胰臟炎的脂蛋白脂酶（LPL）缺乏症，方法是把健全的LPL基因複本送進去。

2015年帕里什（Elizabeth Parrish）成為第一位接受抗老化基因治療的人，參與所謂「抗衰老工程策略」（Strategies for Engineered Negligible Senescence）的療程，結果如何備受萬方期待。未來，運動員可經基因治療改善表現，也可用來改善外觀、記憶、智慧、肌力等等，一切身為人的種種特徵。

DNA真正令人驚異之處在於有能力容許稍微的差錯。少了這項獨特屬性，我們還只是一堆厭氧菌，根本不可能有音樂。

—— 湯瑪斯（Lewis Thomas），《水母與蝸牛》（ *The Medusa and The Snail* ），1974

基因篩檢

篩檢（screening）基因突變的能力激起眾多道德質問，各個國家、宗教還有其他利益團體都自有其回應的方式。

- 羊膜穿刺術（從子宮裡胎兒周邊的羊水取得樣本）早在1950年代就已開始運用，以判定胚胎健康，看看母嬰血型是否相合；但如今對胚胎細胞的基因檢測，可在懷孕初期辨認出若干病況，像是唐氏症、亨丁頓舞蹈症以及其他染色體異常。這做法把證據攤在做父母的面前，由他們決定是否想要中止妊娠。

- 新生兒一出生立即進行的新生兒篩檢，如今已是例行程序。這技術可辨認出遺傳疾病，例如苯酮尿症（PKU），如果早期發現的話還有辦法治療，同時還有地中海貧血、鎌形血球貧血以及囊腫纖化症，這些狀況若不治療將會致命。

- 篩檢可辨認出這人是否為遺傳疾病的帶因者，檢測結果會影響到是否要冒著把病傳給孩子的風險生兒育女。

- 預測性的篩檢，可顯示出某人是否帶有基因突變，而比較容易得到特定病症。女星安潔莉娜裘莉在2013年發現自己帶有BRCA1基因的突變，這使得她有87%的機會得到乳癌，50%的機會得到卵巢癌；因此她決定進行預防性的全乳房切除術以及卵巢摘除術。

這裡頭有許多道德顧慮。若病人做了基因篩檢，結果能保密嗎？或者，利益關係人，例如雇主或保險公司，是否能要求篩檢並依據結果採取差別待遇？這類議題已將醫療倫理帶進21世紀的未知領域。

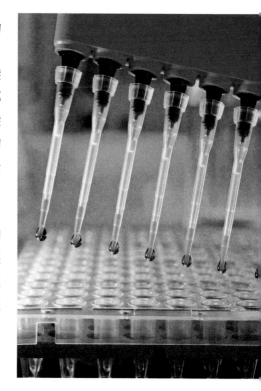

聚合酶連鎖反應（PCR）是用來放大DNA訊息的最常見技術，可造出上百萬個特定序列的複本，以供基因分析使用。

菸盒上的健康警示
Cigarette Package Health Warning

地點：美國

時間：1965

領域：預防醫學

希波克拉底和蓋倫都很明白，每個人都要對他／她自己的健康負責，節制的飲食、運動、睡眠和新鮮空氣，是長壽的最佳處方。在大多數疾病依然無法治癒的那幾世紀，一般人都接受如果過著放縱的生活，就得留神會早逝，然而20世紀初的醫療進步，這態度開始有所變化，人們開始期待醫生會治癒病痛。在西方世界，越來越多人攝取超過自己所需的食物，飲用更多酒精，還抽菸。研究顯示，如此生活型態導致短命機率很高，政府就出面推動預防宣導——其中一項就是菸盒健康警示。

> 吸菸這習慣對眼睛不好，讓鼻子不舒服，損害腦部，危及肺臟，而且那黑而刺激的煙真是像極了無盡地府那條忘川上的迷濛穢氣。
> —— 英格蘭的詹姆士一世兼蘇格蘭詹姆士六世，《拒菸論》（*A Counterblast to Tobacco*），1604

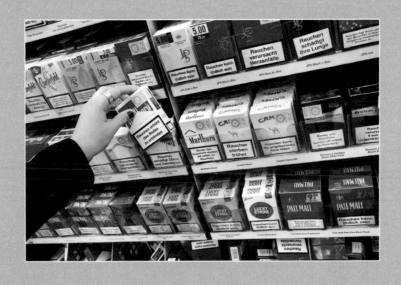

種種跡象顯示

有證據顯示，早在公元前一世紀，美洲原住民就會嚼食菸葉，但這習慣要到1492年之後才傳入歐洲，是被那些早期的探險家帶回來的。人們將菸葉捲起放入菸斗抽、做成雪茄，或磨成粉吸入鼻腔。一開始，菸

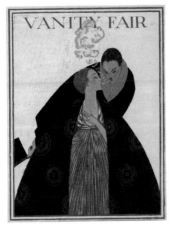

草被吹捧成無病不克的萬靈丹，1571年有位塞維爾醫師列出36種病可用菸草治癒，包括牙疼、寄生蟲、口臭——還有癌症。

1604年，英格蘭的國王詹姆斯一世寫了第一篇的反菸小冊《拒菸論》。文章中他提出警告，認為菸葉會害得四種體液失去平衡（參見26-29、37-38頁）。1761年，一位倫敦醫生希爾（John Hill）發現，吸鼻菸的人當中鼻癌發生率大幅增加，而反菸的遊說活動也開始增加。19世紀北美洲尤其強烈反對菸草，這和宗教上禁絕欲望的傾向有關。

1912年，美國醫師艾德勒（Isaac Adler）首度提出抽菸和肺癌（lung cancer）有關，不過兩次的世界大戰期間，依然將免費香菸和口糧一起配給，造就數以百萬的癮君子。兩次大戰之間，菸商開始針對女性行銷，宣稱如果吸菸的話，看起來更有韻味也更時髦，而且有些醫師還建議女病人可以抽菸安神。

鐵證如山

18世紀之前，並沒有肺癌這種病，即使是在1900年，醫學文獻裡也僅提到

吸鼻菸的女士們，1825年。《仕女雜誌》（*The Gentlewoman*）上有篇文章說鼻菸可以矯正視力，用不著戴眼鏡。

左圖：20世紀初期，吸菸的女人被塑造成時尚而迷人的模樣，而且角色典範還包括時裝設計師香奈兒（Coco Chanel）還有銀幕女神瑪琳黛德麗（Marlene Dietrich）。

弗明罕心臟研究

這項創新的研究是在1948年開始，對象是麻薩諸塞州弗明罕（Framingham）鎮上的5,209位健康成年人；接下來幾十年追蹤他們的健康情況，科學家就能獲得與冠狀心臟病有關的重大結論。在這之前，一般都以為冠狀動脈阻塞是老化的正常症狀，但弗明罕研究的科學家能指出肥胖、吸菸、高血壓和高膽固醇（參見191頁）會增加心臟病風險，而經常運動以及健康的地中海式飲食可減少風險。

過140個病歷；然而這數字從此開始飆升。到了1918年，在美國每百萬肺癌病例造成16個人死亡，1930年是百萬分之49，而到了1968年則是百萬分之900。為解釋如此現象，人們提出各種理論：路上鋪的瀝青、汽車排放的廢氣、第一次世界大戰時在戰壕裡遇上毒氣，或是1918年的流感大爆發（參見152-55），然而漸漸地所有證據都開始指向抽菸。

1939年，德國科隆大學的穆勒（Franz Müller）發表了一篇影響深遠的論文，題為〈菸草濫用與肺癌〉（Tobacco Misuse and Lung Carcinoma），內容提到罹患肺癌的人往往有也抽菸。1920至1940年代，阿根廷的勞佛（Ángel Roffo）闡明致癌的是焦油而非尼古丁，尤其是菸霧中的苯并芘（benzopyrene）。而且1951年華盛頓大學的一項研究當中發現，患肺癌的65位男性裡頭95%都有25年或更久的抽菸史。

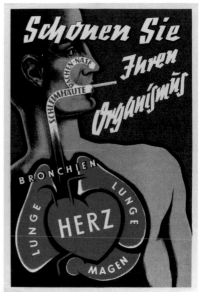

一張德國的海報，約1900年。圖中繪出吸入的菸會一路進入心和肺。

菸商遊說團的力量龐大，付出大筆稅金，雇用大批工作人員，但1962年英國的皇家內科醫學院（Britain Royal College of Physicians）宣布抽菸會導致肺癌；美國公共衛生服務軍官團總長（U.S. Surgeon General）在1964年跟進，世界衛生組織則是在1970年宣布。1965年，美國國會通過一項法令，規定每個菸盒包裝上都得在側邊上印有警示標記，這是第一次有國家政府做到這點。第一批的警告標記是這麼寫的：「吸菸可能有害您的健康。」

> 「別抽菸」這個建議病人很難聽得下去。我們提議改成「抽 Philip Morris 好嗎？」試驗發現，換成 Philip Morris 後有四分之三的機會吸菸者的咳嗽就清除了。您何不試試看？
> ——《美國醫學報》（*U.S. Medical Journal*）所刊登的廣告，1943

公眾健康訊息的效用

反菸害訊息達到目標的速度慢，不過漸漸地，西方國家的抽菸人口開始下降。在北美洲，超過18歲的抽菸者在1965年為42.4%，1997年僅為24.7%，男性比率（27.6%）高於女性

（22.1%）。然而，市場在西方世界萎縮，菸商就把目標轉向發展中國家，在那些地方抽菸人口急遽上升的狀況，就和20世紀初發生在西方世界的情形一模一樣。2009年在中國做的一項調查指出，僅38%的中國吸菸者曉得他們這個習慣會造成心臟病；而且2010年在越南的調查，88%不曉得吸二手菸（吸到別人點的菸）會導致心臟病。

公共衛生宣導活動曾發動過各式各樣的議題：

- 交通安全宣導督促駕駛要繫安全帶，喝酒不開車，使用兒童安全座椅；不過統計資料顯示，這些舉措成為法條並且嚴格執行之前，交通意外死亡人數並沒有減少。

- 食品安全在20世界已獲大幅改善，有多個宣導活動是針對包裝工廠，要求經常洗手，安全的冷藏作業，使用低溫殺菌以及殺蟲劑。食品造成的感染，例如傷寒（typhoid fever）、結核病、肉毒桿菌中毒和腥紅熱，發生率遽降。

- 一直到1950年代，兒童因麻疹或百日咳死亡也還不算罕見，不過國家或全球層次的防疫宣導已能減少感染病例和死亡率。2000年至2014年間，麻疹疫苗使得全球的麻疹致死率降低了79%。

- 20世紀後半，飲水加氟有助於減少蛀牙發生率。

有些人或許對於政府干涉個人健康事務有所不滿，但所有的證據都指出，長遠看來如此做法都能發揮功效。

傷寒瑪麗

傷寒症是因為攝入帶有傷寒桿菌（Salmonella tyhpi）的糞便污染的食物所引起。20世紀初的公衛宣導提倡要在便後洗手，但紐約市有位名叫瑪麗（Mary Mallon）的愛爾蘭裔廚娘都不甩，因為她覺得自己又沒得病。她待過的每間餐廳都有人感染傷寒，結果被捕之後才發現她是一位沒有症狀的帶原者（asymptomatic carriers）；她的膽囊裡滿滿的都是傷寒桿菌。瑪麗同意不再進廚房做廚師，就被釋放；但她改了個名字重操舊業。據估計約有51人吃了她做的東西而受到感染，其中3人死亡。

眾所周知的瑪麗一案，有助於提升人們認知，曉得要在烹調食物之前洗手以避免傷寒症。

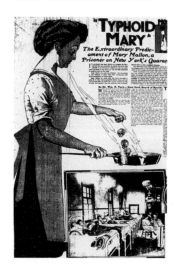

首例心臟移植
The First Heart Transplant

地點：南非・開普敦
時間：1967
領域：心臟學、免疫學

對一位瀕死的人來說這並不是個困難的決定，因為他曉得自己快完了……要是被獅子追到河岸邊，就算河裡滿是鱷魚你也會跳進水裡，深信自己有機會能游到對岸。不過要是沒有獅子的話，那種機率你才不會接受。
—— 巴納德，麥克雷（Donald Mcrae）在《分秒必爭》（*Every Second Counts*）書中引述，2007年

傳統上，心臟一度被認為是心靈的居所，因此心臟移植的想法會嚇到很多人。無論如何，20世紀還是有些外科醫生持續嘗試，因為冠心疾病已成為西方社會最大的致命原因。1960年代史丹佛有個團隊似乎就快要成功了，卻在最後一刻被南非的外科醫師巴納德（Christiaan Barnard）拔得頭籌，他於1967年12月為一名55歲男性施行這項手術。手術成功，新的心臟發揮作用，但18天之後病人因肺炎過世。仍有許多障礙需要克服。

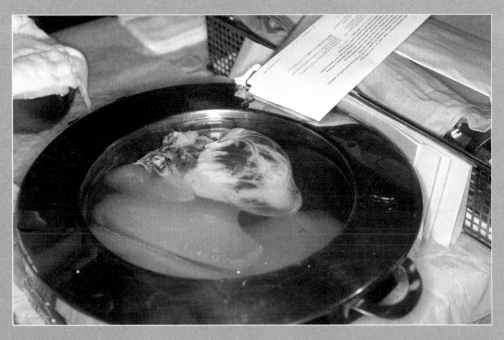

一步一腳印

20世紀之交器官移植手術有了好多進展，更往前邁進一步：德國科學家埃爾利希發現抗體、奧地利的藍施泰納提出血型分類（參見173頁）以及俄羅斯梅契尼柯夫（Élie Mechnikoff）對免疫系統作用的研究，想了解捐贈器官如何能被接受移植者接納，以上全都是關鍵。20世紀稍早，法國外科醫生卡雷爾（Alexis Carrel）發展出縫合血管的新方法，而在1930年代他與飛行家林白（Charles Lindbergh）合作，研發出一個機械心臟，能將血液推送流經動物器官，讓牠們在等待移植期間維持生命（參見168-71頁）。

1933年，美國的曼恩（Frank Mann）將一顆心臟移植到狗的脖子上，還讓牠活了8天。1946年俄羅斯外科醫生德米可夫（Vladimir Demikhov）把心臟移植到狗的胸腔內而且這些狗最多可活32天。不過還是沒人敢在人體上一試。

史丹佛大學蘇姆韋（Norman Shumway）的團隊提出一種技術，將捐贈心臟冷藏於10℃，而且他們設計了一部機器可維持受贈者的血液循環，直到新的心臟能夠接手。每個人都以為他們會成為第一個成功進行人類心臟移植的團隊，可是大家都猜錯了。

第一例心臟移植

人對人心臟移植的難處之一，在於需要有個健康的心臟，不管捐贈者生了什麼病都沒有對它造成影響。1964年1月，密西西比州醫學中心的哈代（James Hardy）計畫要

動脈粥樣硬化症

1912年美國的赫里克（James Herrick）猜測，冠狀動脈狹窄是心臟病發作的主要原因。第一次血管攝影是在1931年進行，使用染料以便能在X射線相片上看到冠狀動脈，任何阻塞之處都無所遁形。1950年戈夫曼（John Gofman）發現，患有動脈粥樣硬化症（atherosclerosis）的人血液裡往往有高濃度的低密度脂蛋白（LDL）膽固醇以及低濃度的高密度脂蛋白（HDL）膽固醇，使得醫生建議病人應攝取較少量的動物脂肪。1974年，葛蘭欽（Andreas Grüntzig）發明的氣球擴張術首度被用來修復阻塞的動脈；到了未來，奈米機器人（參見201頁）說不定能夠達成同樣作用。

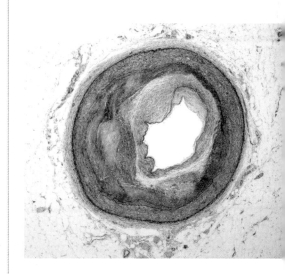

帶有粥樣硬化症的動脈：原因可能包括富含動物脂肪的飲食、抽菸、酗酒——還有遺傳。

把一名受到腦傷無法復原的年輕人的心臟移植給一名68歲的嚴重心臟病患，但是病人需要立刻動手術的時候捐贈者尚未被判定為腦死。哈代試過換成移植黑猩猩的心臟，可是它太小難以適應運作，於是病人死亡。

三年之後，在南美開普敦格羅特舒爾醫院（Groote Schuur Hospital）工作的巴納德找到一位理想的心臟捐贈者：一名24歲女性達沃爾（Denise Darvall），因車禍受到嚴重頭部外傷。她的親人同意把心臟移植到55歲的沃斯坎斯基（Louis Washkansky）體內，取代後者已衰竭的器官。巴納德在美國念研究所的時候已經學習過蘇姆韋的方法，在1967年12月3日就以此進行一次長達9小時的手術。術後新的心臟成功運作，但巴納德給了高劑量的免疫抑制劑以對抗排斥作用（rejection），而18天後免疫系統不夠健全的沃斯坎斯基得到肺炎。這是一次成功的手術，因為心臟一直到能保持體循環到最後一刻，但顯而易見

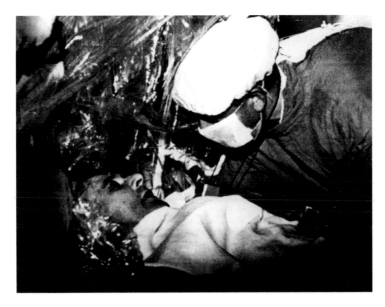

創造歷史的一刻：巴納德和沃斯坎斯基，後者在動手術之前八年內有過三次心臟病發作，已因心臟衰竭而瀕臨死亡。

還需要研究更好的方式來避免排斥。

其他外科醫師效法巴納德的手術程序，1968年進行了100個心臟移植手術，但所有病人都沒有存活太久。1970年，手術數量減少到只有18個。

避免排斥

1970年代出現了突破性的進展，比利時的微生物學家波黑勒（Jean-François Borel）開發出環孢素（cyclosporine），是從多孔木黴（Tolypocladium inflatum）這種黴菌提煉而來。一開始他要找的是新的抗生素，但他了解到環孢素會抑制對抗疾病的T細胞活動而不會抑制免疫系統的其他部分。這是個必要的突破，能讓移植手術的效用持久。

1982年，39歲的麥卡弗堤（John McCafferty）在英格蘭密德瑟斯的海爾菲爾德醫院（Harefield Hospital）接受心臟移植，而且在本書寫作的同時（2015年）已是金氏世界紀錄保持人，為存活最久的心臟移植病患。1984年，全球首例兒童移植是在哥倫比亞大學醫療中心進行，對象為一名4歲男孩。1989年他需要進行二度移植，一直活到2006年才由於其他原因過世。

自此之後，許多抗排斥藥物的組合陸續被開發出來，可協助解決移植心臟常遇到的動脈粥樣硬化。組織分類技術也有改進，配對更佳，但如何找到適合捐贈者依然是個難題。如今，所有心臟移植病患當中，大約85%至90%可在術後存活一年，活超過三年的達75%。1981年進行了心肺移植首例，不過這種例子就少得多，他們術後存活一年的比率如今也已達85%。

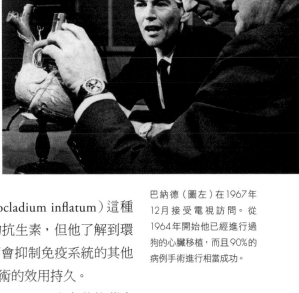

巴納德（圖左）在1967年12月接受電視訪問。從1964年開始他已經進行過狗的心臟移植，而且90%的病例手術進行相當成功。

在那個時候，這手術依然帶有污名。相當大的污名。事實上，我認為做過移植手術之後要比某些做繞道手術的人更健康，因為我已經完全被治癒了。但是你只要提到是「心臟移植」，就會受到十分負面的對待。這會激起人們胡思亂想，而且盡想些不好的。

── 電影導演勞勃‧阿特曼（Robert Altman），1990年代中期接受心臟移植，2005年的談話

磁振造影掃描儀
MRI Scanner

地點：紐約
時間：1971
領域：生理學、輻射造影術

> 真是詭異。我在那部機器裡見到自己。我從來沒想過自己的成果會做出這種東西。
> ——拉比（Isidor Rabi）教授在1987年底做了一次MRI掃描，距他發現磁振現象幾乎過了30年

公元前150年代，蓋倫只能從鬥劍者受的傷一窺人體內部。從16世紀開始，解剖死者已算合法，但還是沒能見到活人皮膚底下以供診斷病痛。1800年代，內科醫生對解剖學以及生理學的認識大幅增進，可是一直要到20世紀才研發出能讓臨床醫生見到人體內部運作的科技。各種新型掃描儀器，向不同的領域借用各種原理，磁振造影掃描儀在許多方面可算是集其大成——不過究竟是誰發明的呢？這問題的答案還是眾說紛紜沒有定論。

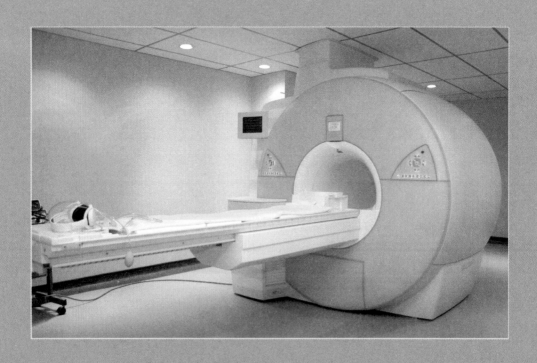

從X射線到聲納

倫琴發現了X射線（參見132-37頁），這就表示可拍攝骨頭的相片，如果運用顯影劑，還可以獲取血管、消化系統、膽囊和膽管的影像。然而，從20世紀初就曉得X射線的危險，而且有些病人會因顯影劑過敏，因此得要尋找其他方法來診查內臟器官和軟組織的疾病。

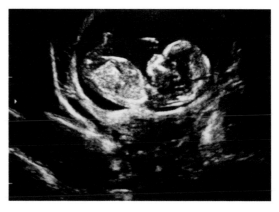

13週時所做的胎兒超音波掃描。這個階段所做的測量可供評估某些染色體異常的風險，像是唐氏症，並有助於定出懷孕週數。

1950年代，蘇格蘭格拉斯哥大學（Glasgow University）的唐諾（Ian Donald）教授見到用聲納探測船體在水下的鑄造缺陷之後，製出第一部診療用超音波儀。一開始他是用超音波來檢查腹部癌症，接著在1957年將超音波技術運用於孕婦，以檢查發育中胎兒是否異常。關於超音波會對寶寶造成傷害的顧慮，後來證實為毫無根據，如今在妊娠期間使用超音波已是例行檢查。

1967年，英國工程師杭斯菲爾德（G.N. Hounsfield）和南非物理學家寇馬科（A.M. Cormack）想到一個方法，可以在不同角度拍攝X射線相片然後用剖面圖來構成一幅三維影像。早期電腦斷層掃描（CAT）掃描儀需要花費好幾小時才能生成一個影像，不過速度加快之後，就廣泛用來進行身體內部造影。

到了1970年，正子射線橫軸向斷層掃描（PETT）開始應用，暱稱為「緊箍儀」。病人要接受微帶放射性的葡萄糖注射，然後，因為腦中不同區域吸收的速率不同，醫師就能分辨出不同型態，分別指出是思覺失調症、癲癇或失智症。

內視鏡

龐貝的遺址中曾發現了一具早期的內視鏡（endoscope），指出羅馬人懷有好奇心，想要看看消化道裡是怎麼一回事。1805年德國法蘭克福的波契尼（Philipp Bozzini）使用一種管子檢查尿道、直腸還有咽喉，他稱為導光儀（Lichtleiter），不過所有這些早期的設計都是用硬管，對病人來說一定極不舒服。一直要到日本的奧林巴斯（Olympus）公司在1949年開發出在管子末端加上微型相機的技術，而且在1950年代採用了光纖纜線，就讓內視鏡可完全彎折卻依然能夠拍攝人體內部影像。

MRI是誰發明的？

　　1882年，匈牙利科學家特斯拉（Nicola Tesla）發現了旋轉磁場，而且用來測量磁力的單位也是以他的名字命名。又過了55年之後，紐約的拉比教授闡明如果置入磁場，某些原子核會吸收並發出電磁輻射。1946年，布洛赫（Felix Bloch）和普瑟爾（Edward Purcell）表明這種「磁振」現象能用來測量物理及化學性質，但要到1970年代才開始應用在醫療方面。

用來拍攝頭部磁振造影掃描的「絕地武士」頭盔（"Jedi" helmets），因其外形看起來頗像《星際大戰》（Star Wars）電影裡絕地武士戴的頭盔。

　　紐約布魯克林的達馬狄恩（Raymond Damadian）發現，若處於強烈磁場中，癌組織會和正常組織有不同表現。磁性會造成氫原子發出無線電波，因為癌腫瘤要比健康細胞含有更多水分，也就含有更多氫，使得無線電波持續更久。1971年達馬狄恩發表一篇論文提到他的癌症檢測機，並取得專利。

　　同一時間，紐約石溪大學（Stony Brook University）的羅特博（Paul Lauterbur）引進磁場梯度，以判定發出電磁波的源頭，因而能夠得出MRI影像。他拍的第一批影像是他女兒在沙灘上找到的蚌殼、青椒，兩試管的「重水」（多了一個氫）置於一杯普通水裡。影像模糊，但這個世紀最重大醫療突破的

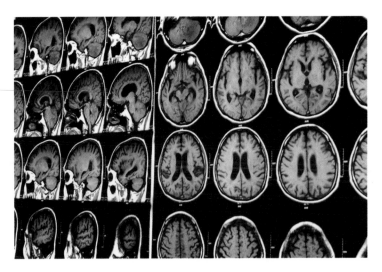

電腦斷層攝影（CT）腦部掃描用多重X射線建立3D圖像。這些圖可以偵測腦部腫瘤、中風、出血以及液體蓄積。

原理已經確立。英國物理學家曼斯菲爾德（Peter Mansfield）開發出一個分析MRI影像的方法，回波平面造影術（echo-planar imaging），可以更快生成影像，成為可在醫院運用的實用科技。

2003年，羅特博和曼斯菲爾德共同獲頒諾貝爾生理與醫學獎，達馬狄恩氣壞了。他登了報紙頭版廣告，標題是「可悲的錯誤必須改正」，但諾貝爾委員會拒絕改變心意。

MRI的應用

與X射線不同，MRI掃描無害而且幾乎可從任何角度提供360度的視野。MRI掃描比較容易看出生病組織和健康組織的差別，但是由於儀器十分昂貴，通常是用來確認X射線或CT掃描的結果，而不是一開始就直接利用。

MRI用於腦部可偵測中風、水腫、腫瘤，或像是多發性硬化症等病所造成的神經脫鞘（神經細胞的保護髓鞘受損）；也可顯示出任一時間點腦部哪個區域在活動。如果用來掃描心臟，MRI可以凸顯缺陷、破損以及心臟病發作造成的傷害；它也可以提供特別詳細的內臟器官影像。MRI掃描真的是近年來醫學方面最重要的進展——不管是誰發明的。

> **一個由神經科學家、人類學家以及社會心理學家組成的團隊，藉磁振造影儀之助，找到與情愛有關的神經生理系統。他們在自承最近剛陷入瘋狂戀愛的17名年輕男女的腦子裡偵測到可量化的情愛反應。**
>
> ——新發現報導網（EurekAlert!），2005年5月31日

失智症

21世紀的人可以活得更久，罹患失智症（dementia）的人數也隨之增加，據估計2015年約有4750萬人得病。目前的數字指出，75至84歲之間的人有19%患病，而超過85歲的話更接近半數。失智症有好幾種不同型態，功能性MRI掃描能顯示出腦中血流，就可以區分不一樣的失智症，不過往往要經死後剖檢才能確認診斷。阿茲海默症的主要特徵是大腦灰質有澱粉樣斑塊以及神經纖維纏結。血管型失智症是由於供應血液到腦部的血管發生病變或受傷所致，而路易氏體失智症則會在神經細胞內出現蛋白質團塊。

手術機器人 Surgical Robots

地點：加拿大‧溫哥華

時間：1983

領域：外科

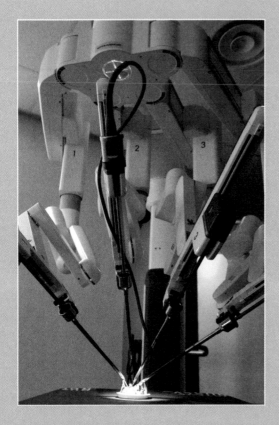

20世紀在外科方面有好多重大進步，例如新型的掃描儀器可讓外科醫生詳細規畫手術，而且新器材讓他們可運用微型攝影機透過更小切口工作。1940年代以來的電腦發展，讓1954年得以設計出第一架可程式化機械臂，而且這項科技進入手術室只是時間早晚問題。「Arthrobot」是設計要用來增加髖關節手術的精確度，很快其他機器人也跟上，各有其專長，名稱也不同，外科醫生得要學習好些新技術才能和它們一起合作。

日復一日，我總是會冒出個念頭：「天啊，我是在做什麼呢？」
——底特律亨利‧福特醫院的梅農（Mani Menon）醫師，由NBC新聞網引述，2012

內視鏡手術

　　開腹或開胸手術需要切開好幾十公分。這麼一來就得要把切斷的血管都紮起來，組織暴露於感染風險，癒合要花時間，還會留下明顯的疤痕。1910年，瑞典外科醫生賈克包耶士（Hans Christian Jacobaeus）在病人腹部進行首次的腹腔鏡手術，優點顯而易見，但他害怕沒見到自己的動作而會有傷到組織的風險。1919年，日本的高木憲次教授用了一條大約7.3公厘的管子檢查膝關節內部，而到了1950年代他的同胞渡邊正毅設計出第一個關節鏡，算是小型的內視鏡（參見195頁）可插入膝關節內。關節鏡讓外科醫師能夠見到關節內部，並透過只有幾公厘的切口移去受損或撕裂的軟骨。

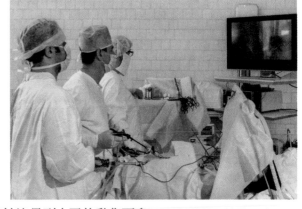

正在進行內視鏡手術（keyhole surgery）的外科醫生看著螢幕上放大的影像，移動機械手臂以操作手術設備。

　　1921年，斯德哥爾摩的努蘭（Carl-Olof Nylén）造了一部外科顯微鏡用於耳部手術。透過顯微鏡來手術，就能連接直徑小於1公厘的血管和神經，增加精準度並可進行許多新種類的重建手術。顯微手術逐漸變得普遍，因為已開發出許多微型化的工具來協助外科醫生，而且小巧的攝影機可以把經過放大的影像投射到螢幕上。

機器人手術

　　最早的機械手臂是由美國人德沃爾（George Devol）和恩格柏格（Joseph Engelberger）在1954年所設計，1962年運用在通用汽車公司的裝配線上做些重複性的任務。工業機器人很快就擔起各式各樣的工作，而且接下來幾十年醫學工程師不可避免也將注意力轉向機器人。最初的Arthrobot是由溫哥華的麥艾文（James

---

電射

雷射（laser）是「Light Amplification by Stimulated Emission of Radiation（透過刺激原子釋放輻射產生的增強光子束）」的頭字縮寫，早在1917年愛因斯坦就闡述了它的原理，但是要到1962年皮膚科醫生高德曼（Leon Goldman）運用雷射移除患者的刺青，才首度用於醫療。雷射可像手術刀一樣切過組織，它們會將含水量高的軟組織氣化，例如腫瘤；可連接血管，也可用在整形手術移除分子鍵以減少皺紋。眼科手術特別常見雷射，用來修補剝離的視網膜，移除白內障並舒緩青光眼。

McEwen）博士和奧金萊克（Geof Auchinleck）博士與骨科醫生戴伊（Brian Day）一起協力設計而成，1983年首度用於髖關節置換術以及關節成形術（arthroplasties），要解決外科醫師從髖關節內部移出受損組織時所遭遇的困難。大腿骨和髖臼杯的表面得要緊緊密合在一起，可是手工調整往往會留下間隙影響患者步態。Arthrobot是要安裝在大腿骨上，從這個位置沿著經過程式控制的路徑磨出關節接面，才能配合得得天衣無縫。

之後其他手術機器人陸續出現。1985年，藉由CT掃描引導，運用PUMA 560從腦部下針以便取出切片檢體；1988年，在倫敦帝國學院使用ROBOT進行前列腺手術；1994年，聲控機器人AESOP經程式設計在手術期間操作病人體內的內視鏡；1998年，在德國萊比錫運用達文西機器手術系統（Da Vinci）協助心臟繞道手術。

我們已發現，玩過電動遊戲的年輕外科醫生要比老一輩更快上手。
—— 帕勒舍（Michael Palese）醫師，紐約西奈山醫院泌尿外科醫生，2012

機器人通常靠著手術位置周邊幾個5-10公厘的小切口，而不是用大的切口接近患病組織，透過那幾個小切口可插入小的內視鏡或器材。它們以電腦控制的精準度進行工作，不會因

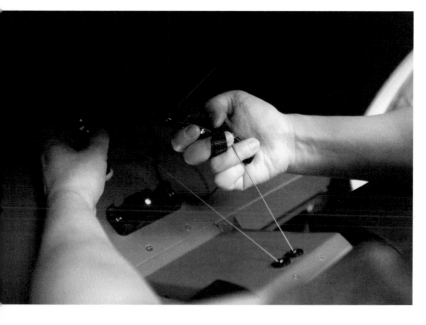

外科醫生操作達文西手術機器人所用的手動控制裝置。機械可協助外科醫生在之前難以企及的部位進行手術。達文西手術機器人通常是有四條手臂，其中三個拿工具，由一名外科醫生在控制臺操作。現在是用於前列腺切除、心臟瓣膜及婦科手術。

機械或外科醫生的手抖動而出現震動，因此可減少組織受傷的程度。和開放式手術比起來，出血要少得多，術後疼痛較少，而且恢復時間也比較迅速。

機器人手術如今常用在周邊血管疾病打通動脈、婦科手術、前列腺手術，並用於處理許多位置的癌性腫瘤，藉著切斷血管供應以及／或插入具輻射性的微球體達成目標，還有許多心臟手術。

遠端手術

隨著機器人手術（robotic surgery）進步，動手術的時候甚至不需要外科醫生在場。受監督控制的機器人手術，完全是由機器人依據之前由外科醫生安裝好的電腦程式實施手術程序。遙控手術，即是外科醫生從遠端位置（可在同一個房間裡或在任何地方）操縱機器手臂，同時在三維螢幕上觀看手術程序。共享控制則是外科醫生實行手術而輔以機器人穩定的手臂將手術步驟精簡。

2001年，實現了一次相隔好幾千公里的手術，紐約外科醫生團隊從位在法國史特拉斯堡的病人身上移除膽結石，用的是Zeus外科機器人以及高速光纖系統。這就使得在醫院和合格醫生都不足的發展中國家進行手術成為可能，由一個中央醫院遠端控制，對相距幾百公里之外小村落健康中心的病人進行手術。戰時，外科醫生可從安全的遠處為前線受傷士兵動手術。這也表示需求量大的外科醫生可以實行更多手術，而且他們不需出國就能在全世界各地工作。

奈米科技

費曼（Richard Feynman）在1959年的演講預測有一天我們會「製造出奈米層級的機器」，能「照我們的意思排列原子」。到了21世紀，奈米科技（nanotechnology）在醫療方面已有許多可能的應用，讓內科醫生在原子或分子層級調整身體。這還是初期，但可預期奈米機器人進行手術打散血塊並在細胞層級修理受損組織；奈米感測器可早期診斷疾病，例如癌症，只要有幾個細胞突變即可；奈米海棉可以吸附毒素；還有給藥的奈米系統可把益智藥物直接送到需要用藥的細胞。

愛滋病紅絲帶
AIDS Awareness Ribbon

地點：全世界

時間：20至21世紀

領域：流行病學、病毒學

在1981年6月，洛杉磯有五個人被診斷染上肺囊蟲（*Pneumocystis jirovecii*），這是一種極為罕見的肺炎。五人全都是同性戀者而且都有嚴重衰退的免疫系統。美國疾病管制局先是把這稱為「男同性戀免疫缺乏症」，開始對患病者污名化，小報頭條寫的是「男同性戀瘟疫」，更是火上加油。不過這把火很快就燒向別處，因為靜脈注射毒品也會受感染，輸入受污染血液也會，但污名依然揮之不去。要教育大眾採取有效措施預防這種疾病的戰役，就像是要攀越偏見和不正確資訊堆起的高山，在現代醫療史中算是毫無前例可循。

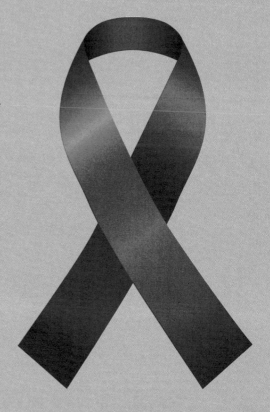

認識感染愛滋病毒的人並不會造成危險，所以你可以和他們握手，跟他們擁抱。那正是他們急切需要的呢。
——威爾斯王妃黛安娜（Diana），1987

愛滋病毒的起源

　　這種深具破壞力的重症，其致病的病毒似乎是源自西非的黑猩猩，在20世紀初傳給接觸到牠們血液的叢林獵人。第一位經研究人員確認的人類病患，發生在1959年剛果民主共和國的男性身上。那病毒不像流感那麼極具傳染力，但在20世紀隨著非洲各地的都市成長而散播開來，還有第二次世界大戰後的一項防疫計劃使用共用注射針頭，也可能讓情況加劇。

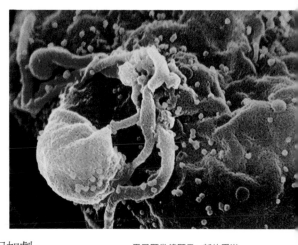

電子顯微鏡顯示，新的愛滋病毒細胞（綠色）複製之後從白血球細胞冒出來。

　　1969年，聖路易（St. Louis）有一位青少年死亡案例讓醫生百思不解，1987年他的遺體檢驗驗出愛滋病毒，成為首位證實得到此病的美國人。1981年洛杉磯的群體感染事件之後，很快就在藥癮者和血友病患當中診斷出病人。此外，海地人的感染率明顯比較高，有很多都曾在非洲工作過。很明顯這病並不是只會襲擊同性戀者，而且疾病管制局重新命名為「後天免疫不全症候群」（acquired immune deficiency syndrome）。到了1994年，已成為25至44歲美國人死因第一位。

　　1983年，法國巴黎巴斯德研究所（Pasteur Institute）有個團隊，以及馬里蘭州有位研究人員，各自辨識出造成愛滋病的反轉錄病毒，是透過將病人的白血球破壞取得；將它命名為人類免疫不全病毒（human immunodeficiency virus）。已知愛滋病毒在發病之前可在體內潛伏長達20年才出現症狀，而且一直要到1985年才有「酵素連結免疫吸附檢驗」（ELISA）可檢測體內是否有病毒存在。不過，若是社會對愛滋病毒帶原者帶有偏見，要人們去做檢驗才是真正的挑戰。

對愛滋病的誤解

早期陷入瘋狂的媒體報導說，愛滋病毒會經由親吻或是和帶有愛滋病毒的人共用茶杯感染。有人聲稱經由共用公共廁所的座墊，或是吸入愛滋病患咳嗽或打噴嚏的飛沫會受到感染。在非洲，有個普遍的危險迷思是認為可和處女性交而治好愛滋病，而且全球各地有許多教會宣稱可藉由禱告避免愛滋病。備受矚目的公眾人物協助驅除這些迷思，包括像是黛安娜王妃，1987年她被照到和一位感染愛滋病的男子握手。演員洛克・哈德森（Rock Hudson）是第一位承認得到此症的大牌公眾人物，公開之後3個月，1985年10月他就過世了。

遍尋解藥

1986年中，全球已認出21,000例的愛滋病例。未經治療，感染者會有半數在10年內發展成愛滋病。如果診斷為愛滋病晚期，預後是會在6至19個月之內死亡，病人會得到一系列趁虛而入的疾病：卡波西氏肉瘤（Kaposi's sarcoma），一種罕見的皮膚癌，會造成皮膚上的凸斑；惡病質（cachexia），體重快速下降；肺囊蟲肺炎（pneumocystis pneumonia），由一種真菌造成；還有一堆的細菌以及黴菌感染，免疫系統健全的人一般都會將之排除。

大家都想要找到疫苗或治療法，但這相當困難，因為愛滋病毒持續在突變。一位研究人員把這比做是「想要打中移動的靶」。從1987年開始有了AZT，是第一種投入使用的抗反轉錄病毒藥物（antiretroviral medicine），但如今常見的是結合兩或三種不同藥物，名為「高效能抗反轉錄病毒療法」（HAART）。對那些有能力負擔藥物支出的人來說，這已讓愛滋病成為慢性病而不再是致命的病症。這表示在西方世界，得到愛滋病的人多少都可有普通的預期壽命；但在比較貧窮的國家，尤其是撒哈拉以南的非洲，少有人負擔得起抗反轉錄病毒藥物，愛滋病依然是主要致命原因。想要找尋疫苗的計畫依然持續進行；有一種藥名叫替諾福韋二吡呋酯（tenofovir disoproxil），已在避免高危險群感

死亡名單

依世界衛生組織的統計，2014年全球有3690萬人感染愛滋病；這當中有2600萬人不到15歲，主要是由母親感染而得。雖然在美國、俄羅斯和部分的非洲如今不揭露、暴露或傳播病毒即為非法，但仍可能有高達1900萬人根本不知道自己已經被感染。大多數案例是在撒哈拉以南的非洲，但感染率在拉丁美洲和東歐的某些地區仍持續成長。自從首度提報這種病症，全球已有7800萬人感染，且有3400萬人死於愛滋病相關原因。

莫三比克的街頭藝術，目標在於倡導使用保險套，還秀出愛滋病的紅絲帶。上面寫著：「想想後果，改改行為，避免愛滋病。」根據世界衛生組織資料顯示，該國由11至49歲的人口中約11.5%感染愛滋病毒。

染方面展現出令人期待的成果。

公共衛生訊息

早期的公共衛生宣導活動是針對同性戀男性，鼓勵他們使用保險套，還有使用靜脈注射毒品的人，鼓勵他們利用針筒交換計劃。捐血的人會常規檢測愛滋病毒，而且血液製品經熱處理以破壞病毒。然而，公共衛生官員注意到這只不過是冰山的一角，因為有這麼多沒症狀的人會帶有愛滋病毒卻不自知。

在非洲，可見到被愛滋病殺死的男女人數相同，而且歐洲和北美洲的女性病例也在增加。應該讓大眾明白這種疾病會透過陰道交、肛交和口交傳染。媽媽會把病毒傳給子宮裡尚未出生的孩子，或在分娩或哺乳時傳染，所以這根本不是一開始以為的什麼同性戀專屬疾病。

然而，性別偏見依然如故，恐懼以及無知更是火上加油。有些工作場合，員工拒絕與感染愛滋病的人共事，這狀況在1993年由湯姆·漢克斯主演的電影《費城》搬上大銀幕。有些保險公司不接受感染愛滋病，或甚至是做過愛滋病檢測的人投保，讓人不願公開身分。此外，天主教會反對避孕的立場也毫無助益，因為使用保險套是主要的預防措施。

1991年，一個由12位紐約藝術家組成的團體聚在一塊討論要如何提升大眾對愛滋病的認識，並表示對受害者的同情。他們的點子簡單卻有效：在外套翻領別上一個紅絲帶小圈。不到幾個星期，好萊塢的名流都在走紅地毯時別上紅絲帶，讓這符號被大家認識。1992年，為紀念前一年因愛滋病過世的皇后樂團前任主唱佛萊迪·墨裘瑞舉行的音樂會，分發了100,000份紅絲帶讓聽眾配戴。

我們活在一個完全相依的世界裡，這就表示我們不能彼此逃避。對愛滋病的反應有部分要依靠對此相依性有多少理解。這不是別人的事，而是每個人的事。
—— 美國總統柯林頓（Bill Clinton）

幹細胞 Stem Cells

地點：威斯康辛州·麥迪遜

時間：1998

領域：生物科技、細胞生物學、胚胎學

時間回到19世紀，當時科學家就曉得有一種「祖先」細胞是所有其他細胞發展的起源，這題材十分吸引人，也進行過各種實驗。一直要到1980以及1990年代，有了新技術在實驗室內為了改動基因物質而培養出人類細胞，才可能進一步研究這些「幹細胞」的醫療用途。如今，幹細胞被認為有潛力修補千百種不同狀況的組織損傷，還可以治癒很多之前的不治之症—— 但在這過程當中免不了各方的爭論。

胚胎幹細胞…… 其實就是一種人類自我修補的工具套件。

—— 演員李維（Christopher Reeve）在《賴瑞金現場》（Larry King Live）節目所說，2003

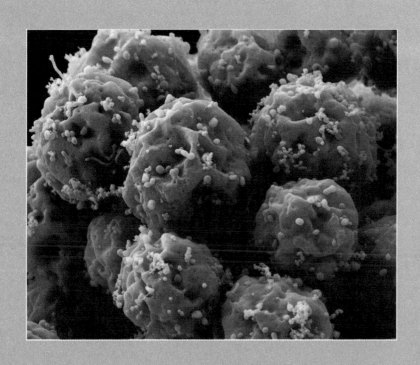

從祖先細胞到幹細胞

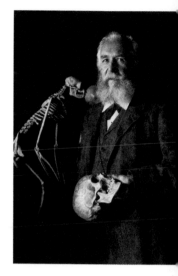

1868年德國生物學家海克爾（Ernst Haekel）創了「幹細胞」一詞，用來描述發展變成一個生物體的初始「祖先細胞」。1909年，俄國的馬克西莫夫（Alexander Maximow）發現所有血液細胞都是從骨髓內的同一種幹細胞衍生而來，就有潛能可分化成白血球、紅血球以及血液中的其他成分。華盛頓大學的湯馬士（Edward Donnall Thomas）了解到這些幹細胞可幫助體內有多量異常白血球的白血症患者，因此他在1957年嘗試首例骨髓移植。他早期幾位病人在移植後就因排斥過世，但1968年進行了第一次成功的骨髓移植，是位患有免疫不全的男孩接受來自姊姊的健康細胞。

1981年，英國劍橋的伊凡斯（Martin Evans）以及加州大學的馬丁（Gail Martin）各自設法從小鼠胚胎分離出幹細胞，而且在實驗室內發育成「幹細胞株」，能夠一再繁殖出這種幹細胞。然後1998年威斯康辛大學的湯姆遜（James Thomson）設法從不孕症診所拿來的無用卵子得出第一批的人類胚胎幹細胞。這些細胞的潛在應用很容易看得出來：用於研究、治療各種病症，用來培養器官以供移植。然而，2001年出現了政治干擾，小布希總統否決一項提供幹細胞研究經費的法案，因為那就表示人類胚胎——雖然從來未曾活過——會在這過程當中被摧毀破壞。

海克爾受到達爾文在1859年出版《物種原始》（*On the Origin of the Species*）的影響，思索遺傳概念時學到細胞核包含了會影響其發育的訊息。

細胞的種類

使用電子顯微成像技術，研究人員可以認出四種不同類型的細胞。全能性細胞（totipotent cells）見於發育早期，可繼續變成任何一種細胞；植物細胞一生都保持全能。至於人類胚胎，受精之後大約5天會形成一個包含胚胎幹細胞的囊胚，即多能性細胞（pluripotent）；它們可繼續形成體內所需的全部細胞，但無法成為生物體發育所需的胎盤或其他外部細胞。成人體內有多分化能幹細胞（multipotent stem cells），以修補並替代特定種類的器官及組織，例如像是骨骼肌和血液。單能細胞（unipotent cells），例如皮膚細胞，僅能自我複製。嚴格說起來，僅全能性細胞和多能性細胞是真的幹細胞。

幹細胞的療癒能力

人類胚胎細胞稀少而且用起來備受爭議，研究人員尋求其他方法製造多能性幹細胞。2006年日本京都大學的山中伸彌想出辦法，藉由導入四個關鍵基因讓成體細胞再程序化（reprogrammed），製出如胚胎一般的細胞，稱為「誘導式多能性幹細胞」。其他研究者從成人細胞取出細胞核然後植入已將核移除的動物細胞，製成99.9%算是人類的混種胚胎。其他人是用取自臍帶血的幹細胞做實驗。2009年歐巴馬總統撤銷對於胚胎幹細胞研究贊助經費的禁令，所以科學家又再度能夠使用人類胚胎，不過這類工作設有嚴謹的規定。

> 幹細胞治療有潛力能對付慢性病，就像抗生素對於感染疾病那樣。這要經多年認真研究才有可能，不過身為一位神經學家，我相信帕金森氏症的「盤尼西林」是有可能的，我們必須努力實現那個願景。
> ——馬丁（Joseph Martin），哈佛大學醫學院院長，2004

若讓胚胎幹細胞聚在一起，就會各自分化成不同種類的細胞。關鍵在於如何引導分化以製造出需要修補的特定種類細胞，或長出特定組織。似乎許多幹細胞具有一種回家機制（homing mechanism），引導它們自動往受損部位移動，致使它們可發揮功能對付退化性異常，例如像是運動神經疾病、骨質疏鬆症、關節炎、阿茲海默症、帕金森氏症以及多種眼疾。

若心臟病發或病變損及心肌，或有可能引導幹細胞分化成新的心肌細胞。還有好多坐輪椅的人也希望幹細胞能幫他們長出新的神經細胞（neuron cells），讓癱瘓人士重新站起來。不幸的是，如此進展對一位贊助者而言已經太遲，飾演《超人》主角的明星李維已在2004年過世。

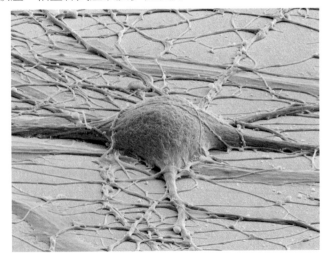

從一個誘導式多能性幹細胞衍生而來的神經細胞（人類神經細胞），前者被嵌入關鍵的基因。這些細胞目前是用來檢測藥物，未來或可用於移植。

邁向成功路迢迢

　　幹細胞治療依然處於早期階段。最確定的是用在骨髓移植以治療血液和免疫系統疾病，另外也有幾種其他治療程序已經過測試：

- 自從1970年代起，皮膚幹細胞就被用來培養皮膚移植物（skin grafts）供燒燙傷患者使用，而且說不定將來連頭髮和牙齒也可以重新生長。

- 幹細胞被用來修復受損的角膜，不過目前治療視網膜病症較無進展。

- 用幹細胞治療運動神經疾病的小規模試驗顯示，可減緩神經細胞損失而且可協助保護現有的神經細胞。

- 2014年，哈佛大學的研究人員宣布，胚胎幹細胞已被培養成在糖尿病小鼠身上生產胰島素的 β 細胞。這表示罹患第一型糖尿病（參見159頁）的人可能不再需要注射胰島素。

> ### 幹細胞和癌症
>
> 過去一個世紀，罹癌率大幅增加，部分是因為人們活得更久。1997年一項大規模研究發現，癌會出現是因為某些幹細胞的分化程序遇上麻煩。目前，癌症治療會無差別地破壞所有癌細胞，不過如果能在每一種癌都找到「癌症幹細胞」的基因，就可開發藥物直接針對特定癌細胞。

- 幹細胞已成功用來治療賽馬的肌腱損傷，未來還可能用來治療人類的肌腱受傷。

- 自體造血幹細胞移植（AHSCT）目前是用來治療血友病和多發性骨髓癌（multiple myeloma），已可看出用來治療患有復發多發性硬化症時顯著成功。受試123位病人當中，64%在治療之後四年報告症狀減輕，80%不再繼續復發。

- 2015年用胎兒腦細胞治療帕金森氏症，但還需要幾年時間這項試驗的結果才會明朗。

- 受傷之後重新生長脊髓的人體試驗正在進行當中，但目前尚無治療法經過核准。

受意念控制的義肢
Though-Controlled Prosthesis

地點：瑞典·哥德堡（Gothenburg）

時間：2013

領域：生物工程·外科·骨科

已知最古老的義肢是在埃及木乃伊上頭發現，套著一個用皮革和木材做成的腳拇趾，年代約為公元前950-710年。雖然也許是為美觀而設計，但它應該會讓戴著的貴族走起路來更加輕鬆——一點都不像黑暗時期武士所用那種鐵做的笨拙假腿。千百年來義肢技術不斷進步，到了20世紀，新穎且輕便的材質改善外觀也改善靈活度。21世紀初，研究人員發現有方法可以把義肢連上使用者神經，這樣他們就可以只靠意念控制義肢的動作。2013年，第一位接受意念控制義肢移植的病人是名瑞典卡車司機（參見後文），不過如今已有更多人使用，結果相當令人鼓舞。

> 義肢與身體之間的可靠溝通，一直是臨床上實施神經控制與感測器回饋的弱項，然而如今這些都已經就位。
> ── 卡塔蘭（Max Ortiz Catalan），骨整合外科手術先驅，TEDx演講，2014

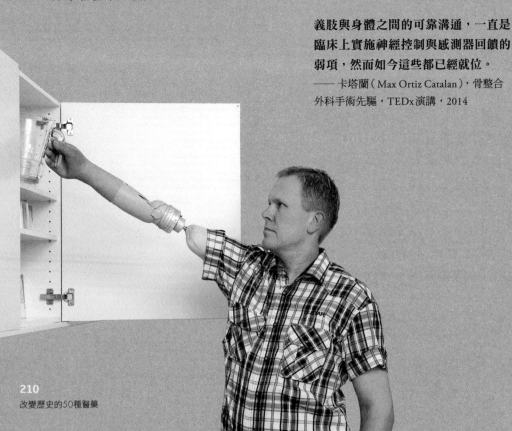

重建功能

用劍打鬥的時代，在戰爭中失去肢體是件稀鬆平常之事，少數走在時代尖端的士兵自有解決之道。羅馬將軍塞爾吉烏斯（Marcus Sergius）在第二次布匿戰爭（Second Punic War）失去右手，就裝了一隻鋼製的手以便持盾。德國傭兵馮·貝爾力希傑（Götz von Berlichingen）在1504年失去右臂，設計了自用的鐵製義肢，可藉由一系列彈簧和旋鈕操縱，讓手打開、握拳、抓握物品。16世紀初，富開創精神的法國戰地外科醫生佩雷對義肢開發出許多改良設計，製成具有膝關節鎖定裝置以及固定腳部姿勢的腿，還有鉸鍊式假手。他有很多點子依然保留在現今的義肢上。

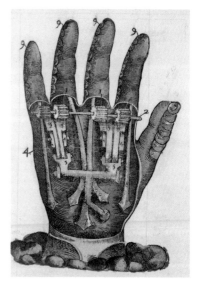

佩雷設計的機械手（mechanical hands），1654年。為法國軍隊擔任了30年的戰地外科醫生，他想出很多新的手術器材和技術（參見125頁）。

左圖：安格爾西的腿是以安格爾西伯爵（Marquis of Anglesey）為名，1815年滑鐵盧一仗失去了右腿之後，請帕茲幫他做的。那時，大多數截肢患者是用木製小腿棍而沒有會活動的關節。

義肢的材料改回皮革和木材，更加輕量化，而且束帶系統更增添控制功能。1800年，倫敦的帕茲（James Potts）製成了「安格爾西的腿」（Anglesey Leg），有木製的脛與套接口，鋼製的膝關節以及可彎曲的腳，用腸線肌鍵移動，成為那時候最為精巧的設計。一旦麻醉術用在手術（參見98-101頁），外科醫生就可以花更長時間準備殘肢與義肢連接，而且血腥的美國內戰導致很多新的截肢者，在義肢技術方面更有不少精進。

20世紀，先進的塑膠和碳纖材料使義肢更輕巧、更強韌也更易控制。用開關或按鈕操作的外接馬達可達成一些任務，例如像是取物，而且電腦控制的膝蓋可自動調整使用者的走路方式。更先進的型號可回應尚存肌肉的收縮——不過從使用者的神經取得訊號更是個挑戰。

運動員的腿

帕拉林運動會（Paralympic，即殘障奧林匹克運動會）運動員所用的彎月狀碳纖腿，例如加拿大的康諾（Earle Connor）所用，被指控會讓使用者在競賽中占盡便宜。2007至2009所做的研究認為，這些義肢可以讓使用者比正常腿快15%至20%。這些簧片要比小腿更輕，而且著地時間更長，所以就能用更多力量推離地面，卻花費更少肌力。這項技術每一年都會有新進展，讓帕拉林選手越跑越快。

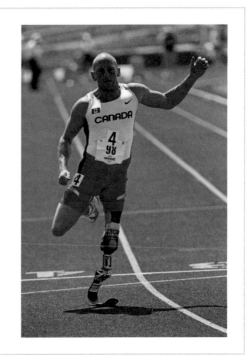

百分之九十的帕拉林選手現在都用J字形的「豹子腿」義肢，圖中短跑選手康諾就是穿上它參與2012北美／中美／加勒比海區田徑菁英賽。

仿生肢體的進展

　　21世紀在伊拉克以及阿富汗的戰事當中，土製爆裂物造成軍人極高的斷肢率，迫使研究人員要設計出前所未有的精良義肢。在芝加哥的復建研究院，奎肯（Todd Kuiken）醫師開發出一種技術，他稱之為「神經轉接特定肌肉」，其中斷肢末稍的神經被接到身體別處的健康肌肉；舉例來說，截斷的手臂可被接到某一區的胸部肌肉。若病患想要移動手臂，從腦而來的訊號會造成胸部肌肉收縮。這就可由電極感測到，提供控制訊號給義肢，因此只需想到移動手臂，患者就能實際讓義肢移動。2007和2008年所進行的試驗當中，接受這項技術的五位病人全都能實施10種不同動作。

　　巴西籍的科學家尼科列利斯（Miguel Nicolelis）在人腦一機器界面的技術上有了重大進展。他和團隊把電極植入一隻猿猴的腦中，讓牠透過意念控制義肢。2012年這項技術被用在一名52歲四肢癱瘓的女士身上，由匹茲堡大學的團隊提

供意念控制義手。電極植入她的左側運動皮質部，即處理身體右側動作訊號的腦部區域，經過幾個星期練習，她就能動念控制義手。

重拾感覺

2013年1月，瑞典哥審堡的查爾姆斯理工大學（Chalmers University of Technology）有個團隊做了名為「骨融合」（osseointegration）的手術，將七個神經肌肉界面植入一名卡車司機上臂，他早在十多年前就做過肘部以下截肢。此次手術前他已用過由外部電極控制的義肢，但連結不可靠而且不能重建所有功能。手術後，病人使用義肢可在工作時操作重機械，也能幫孩子綁溜冰鞋。當訊號傳回腦部的時候，他也能體會到手部的感覺。

這之後不久，馬里蘭州約翰霍普金斯大學的工程師設計了一個「模組化義肢」，用100個植入感測器收集腦訊號，控制有26個獨立關節的機器手臂。接受移植的人可用新的手感受到材質，百分之百分辨研究者碰觸的是哪根手指。在義大利羅馬做的類似研究當中，裝上「仿生」（bionic）手的病人蒙住雙眼之後，有百分之九十的機會可分辨他是拿著棉球、塑膠杯、或者木塊。

2015年，一家冰島公司發表了具有植入感測器的義肢。它的好處之一是可以強迫接受移植的人走路時使用自己肌肉，避免截肢人士常會遇到的肌肉萎縮問題。

> 突然，團隊不壓一隻指頭，而是壓兩根。他笑著問是不是有人要他。這時我們了解他透過仿生手感受到的幾近天然。
>
> —— 桑契斯（Justin Sanchez），美國國防高等研究計劃署，2015

超越輪椅

2013年，出現了一種機器外骨骼（robotic exoskeleton）能夠讓已癱瘓多年的使用者站起來走路。它是用一大堆電池、感測器、馬達和微控制器組成，基本上可以替穿上的人走路。這個領域的進步神速，2015年，有位26歲男性成為第一名因脊椎受傷半身不遂可以不用手動控制機器肢體走路的人。他戴上裝了電極的帽子，在他想走路時擷取腦波。這些訊號傳送到電腦再送指令給病人腰帶上的微控制器，由它刺激神經以觸發自己腿肌行走。

伊波拉病的防護衣
Protective Clothing for Ebola

地點：西非

時間：2014

領域：病毒學・流行病學

> 顯然我們面對的是有史以來最致命的傳染病——而且我們不知道它是透過體液傳染的！也可能是蚊子。
>
> ——微生物學家皮奧特談到1976年查德的伊波拉大流行，刊於《明鏡》（*Der Spiegel*）周刊・2014

在 2013年12月，幾內亞一個名叫美良度（Meliandou）的鄉下村莊，有位1歲大的男孩埃米爾（Emile）發燒。三天之後不幸身亡，成為全球已知最具毀滅性伊波拉病毒大流行的第一名受害者。美良度位在靠近賴比瑞亞和獅子山邊境的人口稠密地區，病毒迅速擴散。醫療團隊從世界各地趕來，協助對抗疫情。它的死亡率超過50%，然而即使特別小心，醫護人員還是染病倒下。他們用的服裝在大太陽底下笨重又不舒服，而且只要有一點縫隙就可能因此送命。防護衣的新設計已不可或缺。

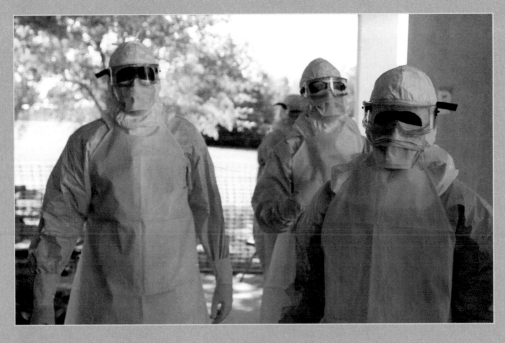

馬爾堡病

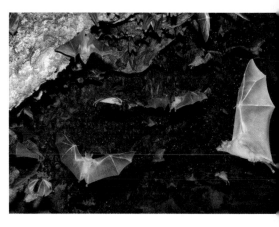

1967年，德國小鎮馬爾堡（Marburg）的一個研究團隊從非洲進口了幾隻綠猴，用於研究疫苗生產。團隊裡的成員很快就發病了，高燒、腹瀉、嘔吐還有好幾個不同內臟器官出血。流行受到控制之前，31人染病還有7人死亡。後來確認這幾隻猴子是一種前所未見的新型病毒源頭，命名為絲狀病毒（filovirus），因為病毒的構造長而像繩索。

肯亞一個洞穴裡的埃及果蝠：蝙蝠在西非飲食中常見，可能會成為伊波拉傳染病的病原庫。

接下來幾十年，馬爾堡病三不五時會冒出頭來：1975年在南非約翰尼斯堡，1980和1987年在肯亞；然後是1998年在剛果民主共和國的礦區間有一次較具規模的大流行，死亡123人。2004至2005的安哥拉，大流行奪走252人性命，而且死亡率上攀至90%。很多當時的罹難者之前先去過洞穴裡才染病，2009年在果蝠身上發現這種病毒。這就讓人猜測牠們是不會受病毒影響的宿主，但吃過被果蝠咬的水果之後，就可以把病毒傳給其他動物。然後人會因吃了受感染的野味（野生動物的肉）而生病。

1976年6月，南蘇丹恩扎拉（Nzara）一間棉花廠有名工人患上出血熱，一星期後就一命嗚呼；到了8月，查德（即現在剛果民主共和國）的楊布庫（Yambuku）有名校長死亡。一開始以為這些大流行是馬爾堡病毒要負責。取自一名患病修女的血液樣本送到比利時安特衛普（Antwerp），微生物學家皮奧特（Peter Piot）的團隊發現那小瓶血樣裡含有一種絲狀病毒，但並不是之前遇到的那種。他們搭機趕去查德現場觀察，為此新的疾病取名為伊波拉，因為發現地就在伊波拉河邊。

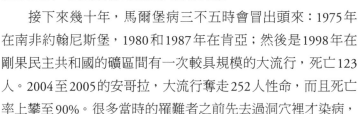

因地而得名的疾病

茲卡病毒（Zika virus）是因1947年第一例發現於烏干達茲卡森林的一隻猴子。賴薩熱（Lassa fever），一種由囓齒動物傳染的出血熱，1969年最先的報告來自奈及利亞的賴薩。由蚊子帶原的西尼羅病毒（West Nile virus），1937年在烏干達的西尼羅地區被發現。德國麻疹有此名稱是因為1700年代由德國醫生最先提出報告。威斯康辛的拉克羅斯（La crosse）和密蘇里州的聖路易（St. Louis），都有以它們為名的不同腦炎，而萊姆病（Lyme disease）是以康乃狄克州的一個小鎮為名，1970年代曾在當地爆發過大規模流行。

伊波拉病的防護衣

伊波拉病毒

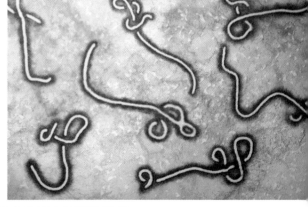

伊波拉是藉由接觸已染病者的體液而得。過後2天至3星期會出現像是流感的症狀，接下來是嘔吐、腹瀉以及出血，而且多數病例會有紅疹。一開始，病毒會阻礙身體的免疫反應，讓病毒株開始複製。這些病毒會感染多個器官，造成細胞死亡，一旦免疫系統在血液內偵測到這些死亡的細胞，就會分泌大量細胞激素因應（這些是免疫系統的傳導物質，控制血液細胞成形以及組織的發炎反應）。細胞激素風暴破壞血管，以致滲出血液和血漿，而且死因通常是血液和體液流失所致低血容性休克。

伊波拉病毒有絲狀病毒常見的絲狀結構，絲狀病毒共有五種：塔伊國家公園種（Tai Forest）、蘇丹種（Sudan）、薩伊種（Zaire）、雷斯頓種（Reston），及本迪布焦種（Bundibugyo）——2014-15年大流行的為薩伊種。在流行高峰期一週受病毒感染人次約900人。

1976至2013年期間，據估計有約24次的伊波拉大流行，波及1,716人，但這可能是極度低估，因為此病很難診斷得出來。在中非如果病人出現高燒和腹瀉，最先會懷疑是瘧疾或傷寒，一旦群聚感染都發生出血熱才會想到是伊波拉。診斷需要靠實驗室檢驗，但在此病容易冒出的那些偏遠地方，這並不容易也不方便。

2014-15年的大流行疫情

美良度村的埃米爾死於2013年12月，沒多久他的妹妹、懷有身孕的母親還有祖母也走了。人們舉辦一場傳統的療癒儀式，把家裡很多東西都燒掉，不過治療者跟著倒下。葬禮時，12名婦女依照傳統習俗清洗屍體結果受到感染。一直要到2014年3月才認出是伊波拉並提報世界衛生組織，那時鄰近國家都已傳出疫情。

賴比瑞亞和獅子山才剛從內戰當中恢復過來，健康照護系統付之闕如；2010年，賴比瑞亞僅有51位醫生，其他人早就逃離戰亂，現有的醫院在治療伊波拉病人的時候完全沒有準備好所需的隔離措施。醫療照護人員開始得病倒

在醫院，特別是接受轉診的醫院，是這些大流行可以被辨識出並終止的地方，也可能是被忽略並繼續擴散的地方。他們堅定的責任感將阻止這些危險的疾病繼續擴散。
—— 世界衛生組織，1978

下，平均有10%在接下來的疫病流行期間受害身亡。他們得要戴面罩、長袍、手套和護目鏡以防護自己不受體液污染。脫下這些服裝的時候必須特別小心：一個動作錯了就可能讓他們暴露於風險之中，沾染到外層表面上的病毒顆粒。

為了協助伊波拉病的護理人員，於是特別設計出新的個人防護裝備（PPE）。這種防護衣內建臉部面罩還有通風機，帽兜裡的通風口有助於讓穿戴的人在炎熱天氣保持涼爽。關鍵之處在於，單獨設在背後的拉鏈可讓防護衣更方便脫除，讓沾染到體液的外表面不會觸及穿戴者肌膚。

2016年2月，疫情仍未能正式宣告結束，因為倖存的人可能帶有小量病毒，造成復發。據估計2014-15年伊波拉危機期間有28,638人受到感染，死亡11,316人。

治癒之道

2014-15年伊波拉流行期間，共試驗過九種治療法，其中最為人熟知的是ZMapp，但是這些試驗藥品都還沒拿到許可供一般使用。最有效的治療是靜脈注射復水（rehydration）並嚴密監控血液化學成分，不過這在缺乏實驗室設備的鄉下小醫院很難達成。2015年7月，研究人員宣稱他們已發現一種疫苗，VSV-EBOV，似乎有效，現在可供應給和此病有所接觸的任何人。在供給一般大眾施打之前還需要經過更確實的測試，才能在未來避免再度爆發流行。

隔離帳推車內是蘇格蘭藉人道救助工作者卡弗基（Pauline Cafferkey），2015年她在獅子山照護病人時染上伊波拉。2015年1月她身上的病毒已宣告清除，但7個月之後又因腦部小量的病毒引起腦膜炎。她康復了，但仍需持續仔細監控。

延伸閱讀

Barnett, Richard, and Kneebone, Roger L., *Crucial Interventions: An Illustrated Treatise on the Principles and Practice of 19th-century Medicine*, Thames & Hudson, 2015

Bostridge, Mark, *Florence Nightingale*, Penguin, 2008

Brunton, Deborah, *Health, Disease and Society in Europe 1800–1930*, Manchester University Press, 2004

Bynum, William, *The History of Medicine: A Very Short Introduction*, Oxford University Press, 2008

Duin, Nancy, and Sutcliffe, Jenny, *A History of Medicine*, Morgan Samuel Editions, 1992

Elmer, Peter, and Grell, Ole Peter, *Health, Disease and Society in Europe 1500–1800*, Manchester University Press, 2003

Faherty, Anna, *Reading Room Companion ... acquired by and for Henry Wellcome*, Wellcome Trust, 2014

Kaptchuk, Ted, *Chinese Medicine: The Web that has no Weaver*, Rider, 2000

Lad, Vasant, *Ayurveda: The Science of Self-Healing*, Lotus Press, 1987

Mukherjee, Siddhartha, *The Emperor of All Maladies: A Biography of Cancer*, Fourth Estate, 2011

Persson, Sheryl, *Smallpox, Syphilis and Salvation: Medical Breakthroughs that Changed the World*, Exisle, 2010

Porter, Roy, *Blood and Guts: A Short History of Medicine*, Penguin, 2003

Revill, Jo, *Bird Flu*, Rodale, 2005

Shephard, Roy J., *An Illustrated History of Health and Fitness, from Pre-History to our Post-Modern World*, Springer, 2015

期刊

Circulation, Journal of the American Heart Association
http://circ.ahajournals.org/

History Today
http://www.historytoday.com/archive

Journal of the International Society for the History of Islamic Medicine
http://ishim.net/newsletter.htm

Medical News Today
http://www.medicalnewstoday.com/

Medscape
http://www.medscape.com/

Nature
http://www.nature.com/index.html

New Scientist
https://www.newscientist.com/

Oxford Journal of Infectious Diseases
http://www.oxfordjournals.org/our_journals/jid/about.html

相關組織團體

Action on Smoking and Health
http://www.ash.org.uk/

Amputee Coalition of America
http://www.amputee-coalition.org/

Boston Children's Hospital
http://www.childrenshospital.org/
research-and-innovation

British Library collections
http://www.bl.uk/

Chemical Heritage Foundation
http://www.chemheritage.org/

Columbia University Dept. of Surgery
http://columbiasurgery.org//

Institute of Biomedical Science
https://www.ibms.org/

Microbiology Society
http://www.microbiologysociety.org/

National Center for Biotechnology
Information
https://www.ncbi.nlm.nih.gov/

Stanford Medicine News Center
http://med.stanford.edu/news/all-news/

U.S. Centers for Disease Control and Prevention
http://www.cdc.gov/

Wellcome Foundation
http://wellcomelibrary.org/

World Health Organization
http://www.who.int/en/

相關網站

All About Robotic Surgery
http://www.allaboutroboticsurgery.com/
roboticsurgeryhistory.html

Antimicrobial Resistance Learning Site
http://amrls.cvm.msu.edu/

Big Picture
http://bigpictureeducation.com/

Braindecoder
https://www.braindecoder.com/

Brief History of Painkillers
http://io9.com/how-drugs-work-to-help-
you-ease-the-pain-1452216695

Chirurgeon's Apprentice
http://thechirurgeonsapprentice.com/

Explorable
https://explorable.com/medical-research-history

History Learning
http://www.historylearningsite.co.uk/

History of Malaria
http://www.malaria.com/overview/
malaria-history

History of Tuberculosis
http://www.faculty.virginia.edu/
blueridgesanatorium/tuberculosis.html

Internet Encyclopedia of Philosophy
http://www.iep.utm.edu/

Nursing and Midwifery in the Middle Ages
http://nursingandmidwiferyinhistory.
blogspot.co.uk/

中英對照

本書圖片版權

作者致謝：十分感謝James Evans委任我寫作這本有趣的書、Stephanie Evans擔任最好也最有效率的編輯，以及設計師Lindsey Johns將書本設計得極具吸引力。

我們已盡可能找到本書圖片所有圖片來源，若有不慎遺漏或謬誤之處，我們深表歉意。任何協尋本書圖片版權聲明缺漏的公司或個人，我們將於再版時新增致謝。

Alamy/© David J. Green 25 (top); /© Mike Lester 26; /© picture 110

Photo courtesy of Alcor Life Extension Foundation 171

The Army Medical Services Museum, RAMC Muniment Collection. In the care of the Wellcome Library 150

Bridgeman Images 30

Creative Commons: CC BY-SA 3.0 31; CC BY-SA 2.0/Kim Traynor 51; CC BY-SA 3.0 136; CC BY-SA 2.5/Archives of Bayer AG 140; CC BY-2.0/Robert Huffstutter 142; CC BY-SA 2.0 146; CC-BY-SA 3.0 168; CC BY-SA 3.0 174; CC-BY-SA 3.0 174; CC-BY-SA 3.0 181; CC BY-SA 3.0/Nephron 191; CC BY-SA 2.0/Ton Rulkens 204; CC BY-SA 3.0 161; CC BY-SA 2.0 176, 177

Division of Medicine & Science, National Museum of American History, Smithsonian Institution 156, 158 (bottom), 159

Stephanie Evans 32

Getty Images: /BSIP 11; /DEA/A. DAGLI ORTI 41; 44; /Laister 161; /ullstein bild 170; /Universal Picture Archive 180; 183; /BSIP 190; 192; /Rolls Press/Popperfoto 193; /François Guillot 198; /ChinaFotoPress 200; /Pacific Press 205; 217

King's College London 180

Library of Congress: 101, 105, 113, 123; /National Photo Company; 153; /Carol M. Highsmith 160; 187

Modern Art Foundation In Situ (Sokołowsko, Poland) 102

National Institute of Allergy and Infectious Diseases (NIAID) 167

Courtesy of the National Library of Medicine 6

Ortiz-Catalan et al., *Sci. Trans. Med.*, 2014 210

plantillustrations.org 59, 77, 86, 88, 90 (top), 99, 139

Public Health Image Library (PHIL)/CDC 61; /Cynthia Goldsmith 85; /CDC 154; /Shuqing Zhao, China 155; /CDC and C. Goldsmith 203; /Nahid Bhadelia, M.D. 214

Photo courtesy of Russian Academy for Medical Sciences/Lutfia Arifulova 169

St. Bartholomew's Hospital Archives & Museum/Wellcome Images, London 129

Science & Society Picture Library/Getty Images 44, 108, 109, 138, 172, 173

Science Museum, London/Getty Images 5, 8, 14 (top), 72, 81, 82, 92, 98, 115, 120, 128, 134, 196, 211

Science Photo Library/Getty Images: /Steve Gschmeissner 206; /Thomas Deerinck, NCMIR 208

Shutterstock.com: /Monkey Business Images 7; /Mikhail Zahranichny 14 (bottom); /ileana_bt 17; /Vladimir Melnik 52; /Roberto Castillo 57 (top); /Marzolino 58 (bottom); /Alfonso de Tomas 66; /Everett Historical 78; /toeytoey 88; /thailoei92 134; 138; /Kalcutta 139; /steveallenphoto 124; /Everett Historical 152, 162; /Asianet-Pakistan 163; 165; /Everett Historical 166; /Ociacia 175; /Natsmith1 182; /isak55 184; /anyaivanova 185; /defotoberg 186; /Ezz Mika Elya 194; /fahrner 195; /Tushchakorn 196; /Beloborod 199; /olesya k 202; /Jamie Roach 212; /Ivan Kuzmin 215; /Nixx Photography 216

U.S. National Archives and Records Administration 127

Wellcome Library, London: 4, 6 (top), 9, 10, 13, 16, 18, 20, 21, 22, 23, 27, 29, 33, 34, 36, 38, 39, 40, 42, 47, 49 (top), 50, 54, 55, 56, 58 (top), 60, 62, 63 (top and bottom), 64, 65, 68, 69, 71, 73, 74, 75, 76, 77, 78, 80 (top and bottom), 81, 83 (top and bottom), 84 (top and bottom), 87, 89, 93, 94, 96, 97, 99 (top), 100, 104, 106, 107, 108, 109, 111, 112, 113, 117, 118, 119, 121, 130, 132, 133, 141, 144, 148, 149 (top and bottom), 151, 164, 177, 178, 179, 187 (right), 188, 196, 207, 211

Wikipedia/Jeff Dahl 12; 28, 154

除以上所列來源，其餘圖片皆屬公共資源。